DE LA

TRANSPLANTATION DE L'ANUS AU PÉRINÉE

DANS

CERTAINS CAS DE MALFORMATIONS ANALES

(Technique et indications)

PAR

Le Docteur A. REGNAT

DE LA FACULTÉ DE MÉDECINE DE PARIS
LICENCIÉ ÈS LETTRES

PARIS
G. STEINHEIL, EDITEUR
2, RUE CASIMIR-DELAVIGNE, 2

1904

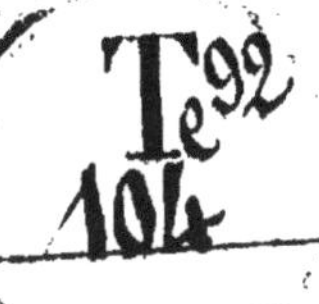

DE LA

TRANSPLANTATION DE L'ANUS AU PÉRINÉE

DANS CERTAINS CAS DE MALFORMATIONS ANALES

(Technique et indications)

TRANSPLANTATION DE L'ANUS AU PÉRINÉE

DANS

CERTAINS CAS DE MALFORMATIONS ANALES

(Technique et indications)

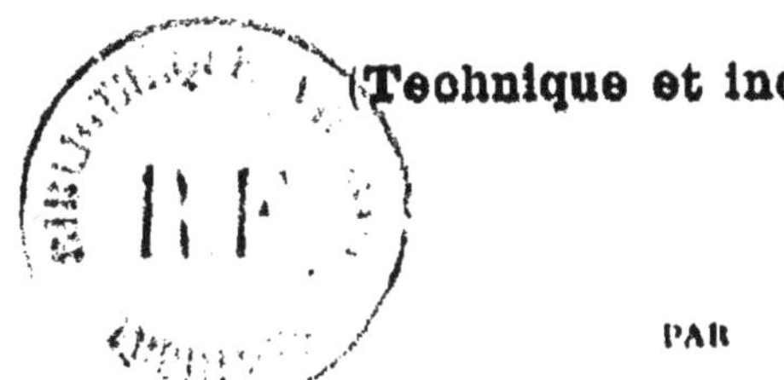

PAR

Le Docteur A. REGNAT

DE LA FACULTÉ DE MÉDECINE DE PARIS
LICENCIÉ ÈS LETTRES

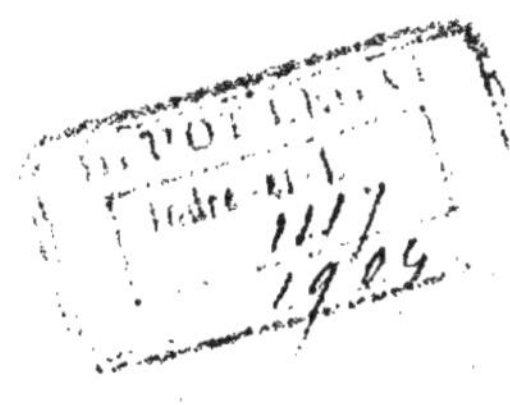

PARIS
G. STEINHEIL, ÉDITEUR
2, RUE CASIMIR-DELAVIGNE, 2

1904

PRÉFACE

Une observation des plus intéressantes et encore inédite d'anus vulvaire traité chirurgicalement et avec un plein succès par M. le professeur agrégé Marion, chirurgien des hôpitaux, nous ayant été récemment communiquée par lui, le sujet nous a paru digne d'attention, et nous avons eu l'idée de faire quelques recherches bibliographiques sur ce point. Les cas plus ou moins analogues sont nombreux, et les interventions ont été fréquentes. Les résultats, au contraire, ont été des plus variables : tantôt bons ou passables, ils ont été quelquefois médiocres ou nuls, et cela dans des conditions en apparence identiques.

Une étude attentive des observations les plus caractéristiques nous a bien vite laissé soupçonner que la plupart des insuccès (et ils sont nombreux), même entre les mains de chirurgiens habiles et expérimentés, étaient dus au manque de netteté des indications opératoires ou au défaut de technique.

Or, il est actuellement possible, et la remarquable observation que nous rapportons en est une preuve manifeste, de préciser le *manuel opératoire* de l'intervention chirurgicale dans les cas d'*anus vulvaire* (et même vaginal), et il n'y a plus aujourd'hui de raison pour que la *transplantation* ou transposition de l'anus (car on a donné indifféremment ces deux noms à l'intervention qui nous occupe) ne soit pas une opération aussi bien définie, aussi parfaitement réglée, aussi praticable en un mot par n'importe quel bon chirurgien que l'hystérectomie abdominale, par exemple, ou la colpopérinéorraphie postérieure.

Nous avons donc résolu de chercher, dans notre thèse inaugurale, à définir exactement, d'une part, la *technique opératoire* de la transplantation de l'anus au périnée ; d'autre part, point non moins important, les *indications de l'intervention*, spécialement au point de vue de l'âge, afin de donner aux malades le maximum de chances, non point de survie, puisque l'existence n'est pas en jeu si on intervient, mais de guérison parfaite.

Voici ce que nous avons fait dans ce but : Nous avons passé en revue la plus grande partie de la bibliographie (1) médicale récente concernant le sujet qui nous occupe et nous en avons tiré le plus grand profit. Seulement, nous n'avons pas voulu reproduire les cas, toujours les mêmes, ressassés par les auteurs, ainsi que les réflexions, toujours identiques, qui les accompagnent. Nous avons encore moins cherché à établir une statistique, travail fastidieux et inutile, rarement loyal, toujours incomplet, et qui, tantôt prouve trop, tantôt ne prouve rien du tout. Nous avons pensé, au contraire, qu'un certain nombre de faits récents, suffisamment détaillés, bien choisis, logiquement groupés et au besoin soigneusement analysés, nous permettraient

(1) Et non *littérature*, terme tout à fait impropre dans ce sens, bien que communément employé.

de justifier nos vues, d'appuyer nos critiques et de corroborer nos assertions.

Il nous semble, en effet, que l'observation inédite que nous présentons avec tous les détails nécessaires démontre suffisamment la possibilité, l'innocuité et les excellents résultats de l'intervention, pratiquée au moment du sevrage ou peu après, et que la très intéressante communication de M. Pierre Delbet, au Congrès français de chirurgie de 1901, prouve d'une façon incontestable la supériorité de la *transplantation* sur les autres méthodes.

Nous donnons, à la fin de notre ouvrage, un index bibliographique assez étendu. Il n'a pas la prétention d'être complet. Mais il a au moins le mérite, peut-être original, d'avoir été entièrement établi par nous et de ne renfermer que des ouvrages dont la plupart (1) ont été également lus ou analysés par nous.

Nous en avons tiré un certain nombre d'observations, presque toutes très détaillées et reproduites intégralement, afin de n'en dénaturer ni le contenu, ni la portée. Nous avons traduit personnellement toutes celles qui étaient écrites en langue anglaise ou italienne. Pour celles qui étaient en langue allemande, nous avons eu recours à l'obligeance de notre condisciple et ami M. J. Brucker.

De ces observations, aucune ne se trouve rapportée en dehors du mémoire ou de l'article original d'où elle a été tirée ou dont elle est la reproduction. Toutes celles, en effet, que nous avons groupées à la suite de nos conclusions, sont postérieures aux derniers travaux étendus sur

(1) Tous, sauf ceux marqués d'un astérisque.

la question qui nous occupe (1), et les deux thèses plus récentes qui auraient pu les utiliser n'en font pas mention (2).

Mais un chapitre de technique opératoire ne saurait être complet, s'il n'était illustré de quelques figures. Aussi avons-nous prié M. A. Warisse de vouloir bien dessiner pour nous, d'après les indications et sous le contrôle de M. Marion, les différents temps de l'opération. Nous avons également reproduit la plupart des figures intéressantes se rapportant à notre sujet que nous avons trouvées dans les auteurs.

Voici comment nous diviserons notre travail :

Dans un premier chapitre nous définirons le sujet que nous voulons traiter et nous en donnerons un bref aperçu historique.

Nous reproduisons ensuite *in extenso* l'observation-type qui a été le point de départ de notre thèse.

Nous résumerons aussi brièvement que possible, dans un troisième chapitre, les notions d'étiologie, de pathogénie, d'anatomie pathologique, de symptomatologie et de pronostic indispensables à la pleine intelligence du sujet.

Dans un quatrième et important chapitre, nous exposerons, avec tous les détails nécessaires, le *traitement* que nous préconisons ; nous en décrirons longuement le *manuel opératoire* et nous le comparerons avec les autres procédés pour en faire ressortir la *supériorité*.

(1) Duros, Thèse de Paris, 1888. — Puech, Thèse de Montpellier, 1890.

(2) J.-C. Foata, Thèse de Lyon, 1900. — Quant à la thèse de T. Gouriane, Lausanne, 1901, ce n'est que la relation d'un cas de M. Roux, le chirurgien suisse bien connu.

Un cinquième chapitre sera destiné à définir et à préciser les *indications et contre-indications* opératoires.

Ensuite nous reproduirons les nombreuses et intéressantes observations réunies par nous de divers côtés.

Enfin, nous tirerons de notre travail les *conclusions* qui s'en dégagent naturellement.

L'index bibliographique qui termine l'ouvrage permettra de remonter aux sources où nous avons puisé les éléments de nos recherches et les idées admises ou discutées par nous.

Qu'il nous soit permis, avant d'aborder le sujet qui nous occupe, d'exprimer notre sincère gratitude à M. le professeur Berger, pour avoir bien voulu accepter la présidence de notre thèse, et de témoigner publiquement notre profonde reconnaissance à M. Marion, dont la constante bienveillance, l'infatigable sollicitude et le lumineux enseignement nous ont permis si souvent de préciser et de compléter les notions de pathologie externe entrevues dans les traités, soupçonnées au lit des malades, ou recueillies dans les cliniques de nos maîtres et demeurées quand même plus d'une fois confuses dans notre esprit. Son admirable consultation de l'Hôtel-Dieu, que nous avons longtemps fréquentée, et où se pressait une foule d'étudiants avides de la bonne parole, a été pour nous une incomparable école de clinique journalière et de pratique chirurgicale courante.

CHAPITRE PREMIER

DÉFINITION DE LA QUESTION ET HISTORIQUE

§ 1. — Définition de la question.

Nous n'avons pas l'intention de nous occuper des malformations anales en général ; sujet considérable, qui embrasse de nombreuses variétés tranchées et dont l'une des principales est *l'abouchement anormal du rectum au niveau de la fourchette vulvaire.*

Malgré la fréquente tentation d'incursions *à côté*, qui se rattacheraient plus ou moins directement à notre sujet, nous traiterons uniquement de *l'abouchement du rectum à la vulve.*

Cette variété d'anomalie est, d'ailleurs, une des plus intéressantes, à cause de sa fréquence, de ses dangers et surtout de sa *parfaite curabilité.*

Incidemment, nous parlerons des abouchements vaginaux du rectum pour leur appliquer notre manuel opératoire.

Et d'abord, il est nécessaire de bien s'entendre sur les

termes : Le nom d'*anus anormal*, retenu par P. Delbet (1); celui d'*ectopie vulvaire ou vaginale de l'anus*, couramment employé par M. le professeur Kirmisson (2) pour désigner la malformation qui nous occupe, nous paraissent mauvais pour deux raisons :

En premier lieu, il existe souvent, outre l'abouchement vulvaire, un anus normal mais imperforé, situé à sa place régulière. Il faudrait donc, en pareil cas, admettre chez le même sujet l'existence de deux anus, situés à quelques centimètres l'un de l'autre, sur la ligne médiane, ce qui serait une absurdité anatomique.

En outre, comme nous le verrons un peu plus loin, les données embryologiques les plus récentes, en expliquant clairement la formation distincte et séparée de l'anus et du rectum, démontrent qu'il s'agit toujours de communications anormales du rectum avec la vulve ou le vagin et non d'éctopies de l'anus. C'est ce que fait remarquer très justement M. le professeur Berger à propos de la très intéressante observation de lui que nous reproduisons plus loin (3). On

(1) On ne saurait, lisons-nous dans le *Traité de chirurgie clinique et opératoire*, publié sous la direction de Le Dentu et Delbet, « refuser le nom d'anus à un orifice cutané qui fait communiquer le rectum avec l'extérieur, surtout quand cet orifice est situé dans la zone périnéale ». (T. VI. Article *rectum* par P. Delbet.)

(2) « Vice de conformation qu'on nomme habituellement imperforation anale avec abouchement anormal dans la vulve ou le vagin, et que j'ai proposé de désigner plus simplement sous le nom d'*ectopie vulvaire ou vaginale de l'anus.* » (E. Kirmisson, *Bulletin et Mém. de la Société de chirurgie de Paris*, 1896, t. XXII, p. 305.)

(3) « J'insisterai particulièrement, au point de vue pathogénique et embryologique, sur ce fait que, chez notre sujet, l'anus était normalement constitué et qu'il siégeait à sa place normale. L'abouchement anormal n'était donc pas une *ectopie de l'anus* : c'était une communication

ne conçoit d'ailleurs pas très bien un anus qui serait ectopié au voisinage du col de l'utérus, par exemple !

La malformation que nous étudions devrait porter le nom d'*abouchement anormal du rectum à la vulve* (ou au vagin, suivant le cas), *avec ou sans absence d'anus*, sans qu'il soit nécessaire d'ajouter *avec imperforation de l'anus*, cette imperforation étant un fait secondaire, puisque, avec une communication vaginale anormale, on a pu observer un anus normal et fonctionnant normalement (Reichel, Springfield).

Cette réserve faite, il n'y aura pas de confusion dans l'esprit du lecteur, s'il nous arrive par hasard, dans nos citations ou dans notre texte, d'employer, comme nous l'avons fait dans notre préface, les expressions courantes et universellement acceptées, tout impropres qu'elles soient, d'*anus vulvaire* et d'*ectopie vulvaire de l'anus*.

Le titre lui-même de notre travail, afin d'être parfaitement conforme à la réalité des faits, devrait être le suivant : *Contribution à l'étude de la transplantation au périnée des abouchements anormaux du rectum à la vulve* (ou au vagin) *dans certaines malformations ano-recto-vulvaires* (ou ano-recto-vaginales).

Enfin, à propos de la désignation du traitement, nous préférons, comme plus exact, le nom de *transplantation* à celui de *transposition*. Ce dernier terme, en effet, évoque l'idée d'un simple déplacement, tandis que le mot de *transplantation* indique, non seulement déplacement, mais en

anormale du rectum avec le vestibule. » (P. Berger, *Revue de chirurgie*, 1899, t. II, pp. 133-149.)

outre fixation dans la nouvelle position. C'est donc celui-ci que nous emploierons constamment.

§ 2. — Historique.

Nous serons bref sur ce point, qui est généralement bien et longuement traité dans les auteurs.

Le premier cas authentique d'anus vulvaire est rapporté par Beniveni, au quinzième siècle ; il s'agit d'une jeune fille morte à 15 ans et qui rendait ses matières par la vulve ; mais elle ne fut l'objet d'aucune intervention opératoire.

Au commencement du dix-huitième siècle, Morgagni recommande d'agrandir l'ouverture anormale des anus vaginaux (1).

En 1710, Littre propose, pour ces cas, la création de l'anus iliaque, qui n'est exécuté pour la première fois que soixante ans plus tard par Pillore de Rouen, et qui ne donna son premier succès qu'en 1793 entre les mains de Duret, de Brest.

Vicq d'Azyr avait émis l'idée d'inciser tous les tissus, paroi rectale postérieure comprise, depuis l'abouchement anormal jusqu'au coccyx, de placer une canule dans l'intestin au niveau de l'angle postérieur de la plaie et de suturer ensuite la région périnéale. Mais cette opération ne fut tentée pour la première fois, par Martin de Paris, qu'en 1827.

(1) Morgagni, *XXXIIe lettre anatomico-médicale*. Il fait en même temps la critique du procédé qu'il propose, auquel il reconnait deux inconvénients : persistance de l'ouverture anormale et incontinence « à cause de l'absence du sphincter ».

En 1835, Amussat, pour traiter les imperforations anales, met en honneur la proctoplastie, que Vicent, de Lyon, applique, en la perfectionnant, aux anus vulvaires. Rhea Barton fait de même. Enfin, Roser tente une sorte de transplantation à périnée fermé, dans le genre de celle pratiquée par Roux, de Lausanne, dans l'une des observations que nous reproduisons.

Mais c'est à Nélaton père que revient l'honneur d'avoir fait faire le plus grand pas à la question, en exécutant méthodiquement et en une seule séance ce que Dieffenbach obtenait péniblement en deux opérations distinctes, à savoir : incision périnéale, décollement et abaissement du rectum, puis fixation de l'anus à la place normale, enfin reconstitution du périnée ; en un mot, la transplantation à peu près telle qu'elle s'est pratiquée jusqu'à ces derniers temps.

Malgré cela, c'est l'Italien Rizzoli, de Bologne, qui, grâce au hasard qui lui a permis de rencontrer et d'opérer six abouchements vulvaires du rectum, a eu la chance, bien qu'il n'ait rien innové (1), de donner son nom à une opération toute française dans ses origines et son évolution.

(1) En effet, nous ne croyons pas que remplacer l'incision cruciale de Nélaton par une incision rectiligne constitue une véritable innovation. Et c'est Vidal qui le premier proposa, en 1851, à la Société de chirurgie de Paris (1re série, t. I, p. 63), de faire une incision circulaire autour de l'abouchement anormal, pour transporter à la partie postérieure, dans la région qu'il devrait occuper normalement, l'anus libéré par dissection des tissus voisins.

CHAPITRE II

OBSERVATION (*inédite*).

(Due à l'obligeance de M. le professeur agrégé MARION.)

« Suzanne H..., âgée de 18 mois. Père et mère très bien portants. C'est le premier enfant. Accouchement à terme, normal et facile.

Quelques jours après la naissance, comme l'enfant n'avait pas été à la selle, la sage-femme conseille à la garde de donner un lavement. Celle-ci, à son grand étonnement, constate alors qu'il n'y a pas d'anus; et, lorsque la sage-femme prévenue examine l'enfant, elle trouve l'anus situé immédiatement au-dessous de l'orifice vaginal.

Cette malformation n'empêcha pas, du reste, la fillette de bien se développer. Elle grandit, grossit et devint une superbe enfant. Ses évacuations étaient assez régulières et faciles. De temps en temps, on les favorisait par de petits lavements, administrés au moyen d'une sonde de très faible calibre.

Lorsque l'on commença le sevrage, au mois d'octobre 1903, apparut rapidement une constipation difficile à viancre et provoquant chez l'enfant des efforts convulsifs d'expulsion qui se renouvelaient, certains jours, d'une façon presque continue. Au moment de ces crises, on voit l'enfant faire les efforts les plus considérables : son visage se contracte, devient rouge ; en même temps la petite malade se tord ; chacune de ces crises dure de une à deux minutes environ. Elles ne sont que médiocrement atténuées par les lavements ou même les lavages d'intestin, conseillés par le médecin de la famille. Il est probable que le changement

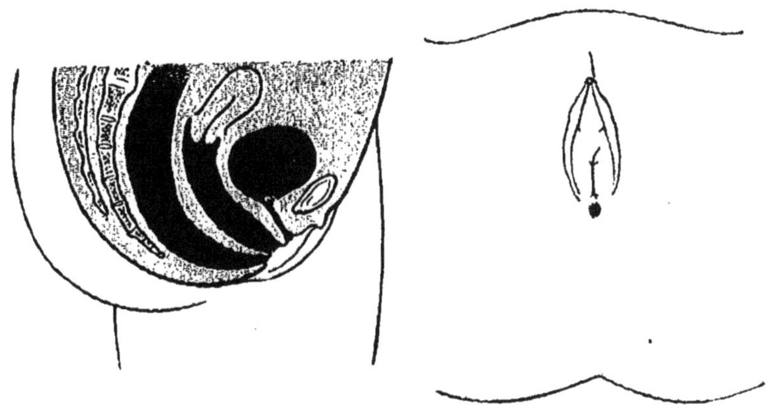

FIG. 1. — Aspect et coupe de la région ano-génitale de l'enfant avant l'opération (schéma).

de régime a provoqué la formation de matières solides qui ne passent plus par un orifice trop étroit.

Enfin, un beau jour, à ces crises d'efforts, s'ajoutent des vomissements. C'est à ce moment que l'enfant m'est amenée. Les parents ont déjà consulté un grand nombre de chirurgiens d'enfants, qui, tous ou à peu près, ont conseillé d'attendre, pour pratiquer une intervention, que la fillette soit plus âgée. Lorsque je vois l'enfant, elle est en pleine crise d'occlusion : les matières ne sont plus évacuées ; le ventre est ballonné, douloureux, et la petite malade vomit une partie de ce qu'elle prend.

L'examen des parties donne les résultats suivants : rainure interfessière bien constituée, mais nulle trace d'anus ; aucune dépression, aucun pli rayonné, aucune pigmentation. Entre l'extrémité inférieure des grandes lèvres, au-dessous de l'orifice vaginal, existe un autre orifice, pouvant en apparence admettre un crayon au maximum (fig. 1, p. 17). Un examen pratiqué sous chloroforme me permet de constater que cet orifice n'est *pas dilatable* : il est limité par une *membrane inextensible*. Le rectum, qui fait suite à ce dernier orifice, est nettement indépendant du vagin et forme une ampoule qui se dirige en arrière et s'approche assez du périnée. Il s'agit, en somme, d'un anus vulvaire.

En présence de la gravité de la situation, je conseille l'intervention. Mais, afin de faire cesser l'occlusion produite par l'arrêt des matières, je fais administrer un peu d'huile de ricin, qui provoque une débâcle d'une abondance extrême. Si bien que tout le périnée de l'enfant devient bientôt le siège d'une irritation tellement intense que je dois surseoir à l'opération.

Opération. — Elle est pratiquée le 10 novembre 1903, avec l'aide du docteur P. Fredet. Elle est conduite de la façon suivante :

1° *Fermeture de l'anus* au moyen d'un fort fil de soie passé en surjet tout autour de l'orifice. Les deux extrémités du fil sont conservées et serviront à attirer le rectum.

2° *Incision* circonscrivant l'anus, puis descendant verticalement sur la ligne médiane du périnée, assez loin en arrière, presque jusqu'au coccyx. Cette incision permet de constater *dans le périnée* des *fibres musculaires antéro-postérieures* assez abondantes; et, un peu plus profondément, l'ampoule rectale, dont la coloration blanche tranche nettement sur les tissus du périnée.

3° *Dissection du rectum* en commençant par la dissection de l'orifice anal, assez délicat à séparer de l'orifice vaginal, auquel il est réuni par un tissu fibreux très dense. Une fois cet orifice isolé, la séparation du rectum d'avec le vagin se poursuit plutôt par décollement que par dissection, jusqu'au cul-de-sac péritonéal, que l'on aperçoit dans le fond de la plaie. La libération du rectum en arrière et sur les côtés se poursuit également avec la plus grande facilité. En séparant le vagin du rectum, j'intéresse légèrement la paroi vaginale.

4° *Fixation du rectum.* — La portion du rectum qui se trouve mobilisée, atteint une longueur de 5 centimètres environ. Ses *parois* sont *très épaisses*. Elle est très facilement attirable dans l'angle postérieur de la plaie, où je la fixe d'abord par des *points profonds au catgut réunissant l'ampoule aux tissus sous-cutanés*; puis, après section de l'extrémité terminale du rectum, afin de l'ouvrir et d'enlever *l'anneau du tissu fibreux et inextensible entourant l'abouchement anormal*, par des points superficiels qui réunissent la muqueuse à la peau.

5° *Fermeture de la plaie périnéale.* — Il reste à reconstituer le périnée, en fermant la plaie en entonnoir. qui se trouve comprise entre le vagin en avant, le rectum en arrière, les tissus périnéaux de chaque côté.

Je commence par placer *dans le fond de la plaie un fil, qui fermera l'angle en passant en même temps dans les tuniques rectales*; puis, par des points cutanés, profondément passés, comme dans une périnéorraphie, je termine la réunion.

Suites opératoires. — Les trois premiers jours, tout est pour le mieux. Mais, au 4e jour, issue de matières par le vagin. Cette sortie des matières me surprend au plus haut point, car je me l'explique difficilement. Je suis forcé d'admettre que *le fil* que j'ai *passé profondément sur le rectum a coupé la paroi* et que les matières, après avoir passé dans la plaie, peuvent pénétrer dans le vagin par la petite éraillure que j'avais produite lors de l'opération.

Quoi qu'il en soit, pour éviter la formation d'une fistule recto-vaginale, je désunis le haut de la plaie périnéale et j'y place un drain. Dans les jours qui suivent, il y a sortie de matières par ce drain; mais plus rien ne passe par le vagin.

Malgré cet incident, la réunion est obtenue complète, et, au bout de dix jours, je supprime le drain pour laisser la fistule se fermer. Bientôt on voit cesser tout écoulement de matières par la fistule, qui ne donne plus issue qu'à un peu de pus.

L'orifice anal est parfait au point de vue de sa constitution et de sa forme : il est déprimé; et, si l'on n'était prévenu, on ne pourrait guère le différencier d'un orifice anal normal. Sa dilatabilité permet l'issue de matières bien moulées.

A la suite de cette intervention, l'enfant reprend assez vite ses forces, mais elle conserve pendant longtemps ces crises d'efforts qu'elle avait auparavant. Certains caractères permettent de rattacher ces crises à l'habitude et de les considérer comme un véritable tic. C'est ainsi qu'il suffit que l'enfant sorte ou soit distraite pour que les crises disparaissent momentanément.

Au mois de mars 1904, je revois la fillette. Elle a repris en partie sa vigueur et sa gaîté. Elle s'alimente admirablement et ne présente plus de crises d'efforts qu'à de rares intervalles.

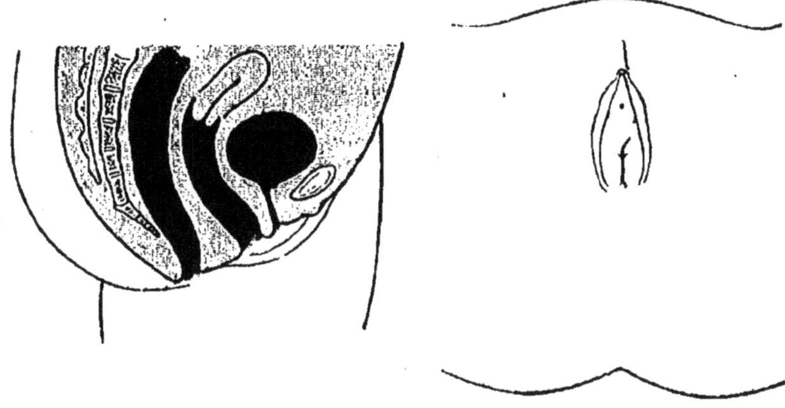

Fig. 2. — Aspect et coupe schématiques de la région ano-génitale de la fillette après guérison.

Son anus est parfait (fig. 2). Mais il persiste, sous la paroi vaginale, une petite fistulette, qui, de temps en temps, donne une goutte de pus. Je conseille aux parents d'attendre, pour en faire la cure, dans le cas où elle ne se fermerait pas d'elle-même.

Le fonctionnement du rectum au point de vue de la continence paraît très bon. Cependant il faut reconnaître que l'enfant est très constipée et que souvent elle ne peut aller à la selle que grâce à de petits lavements. »

CHAPITRE III

NOTIONS GÉNÉRALES

§ 1. — Étiologie.

Nous ne savons absolument rien de la raison première des abouchements anormaux du rectum à la vulve, pas plus, d'ailleurs, que d'aucune autre malformation congénitale : cet intéressant chapitre est encore à faire.

La multiplicité même des causes invoquées [hérédité (1), consanguinité, primiparité tardive, multiparité, alcoolisme (2) et intoxications diverses, syphilis (3)], constitue

(1) Hadra a vu, dans une même famille, deux petites filles cousines germaines atteintes l'une et l'autre d'anus vulvaire, et une enquête personnelle lui permit de constater que plusieurs ascendants étaient atteints d'une semblable infirmité (*Berlin. klin. Woch.*, 1885, p. 340, n° 21).

(2) Les remarquables expériences de Féré semblent démontrer que l'alcoolisme est capable de déterminer des malformations congénitales chez les descendants.

(3) Pour la syphilis, il est prouvé que l'œuf et le spermatozoïde sont atteints. Mais il reste à démontrer si cette infection retentit indirectement et secondairement sur l'évolution du fœtus, ou si elle détermine directement l'arrêt de développement. Et encore il resterait à savoir pourquoi cet arrêt de développement porte sur tel organe ou partie d'or-

la meilleure preuve de notre ignorance sur ce point. Un auteur récent (1) ne va-t-il pas jusqu'à incriminer sérieusement (et avec observation à l'appui !!!) l'imagination des femmes enceintes !

Mais, s'il est impossible de méconnaître l'influence de l'hérédité, de l'alcoolisme et de la syphilis, il ne s'agit là que de *causes occasionnelles*, dont l'influence est plutôt soupçonnée que démontrée.

Ce qu'il y a de plus intéressant à noter, c'est la coïncidence de l'anus vulvaire ou vaginal avec diverses autres malformations, soit génitales : utérus et vagin doubles (Figini (2), Becco), vagin imperforé (Berger), soit extra-génitales : encéphalocèle, hydrocéphalie, spina bifida, bec-de-lièvre, piedbot, omphalocèle, exstrophie de la vessie, ectopies viscérales diverses, etc. Et à cet égard rien n'est plus curieux que l'observation de Himmelfarb que nous rapportons plus loin : il s'agit d'une jeune fille de 14 ans qui, outre son anus vulvaire, présentait une mainbote (la droite) et, en outre, une absence de l'éminence thénar droite, du pouce du 1er métacarpien, du radius et de l'artère radiale gauches. La malade de P. Petit n'avait pas de coccyx.

Quant à la fréquence de la malformation qui nous inté-

gane plutôt que sur tel autre. Bientôt, peut-être, l'expérimentation systématique, enfin possible sur l'animal, nous renseignera sur ces intéressants problèmes.

(1) Puech, Thèse de Montpellier, 1890.

(2) « Pendant l'opération (à la clinique du professeur Albert, à Vienne, en 1891), j'ai observé que le vagin était nettement divisé en deux par une cloison médiane, fait qui confirme la présence simultanée des anomalies de développement dans diverses parties du corps. » (Figini, Vizi di conformazione dell ano e loro cura. *Clinica chirurgica*, Milan, 1895, t. III, p. 113-119.)

resse, il est difficile de s'en faire une idée exacte d'après les auteurs. Il s'en rencontrerait 1 cas sur 16,654 naissances d'après Collins de Dublin, 1 sur 11.000 d'après Trélat. Ces chiffres sont sans grande portée, parce qu'ils ne représentent en général que les données de la vie d'un accoucheur ou d'un chirurgien et qu'on trouve des écarts considérables suivant les cas. Ainsi Moreau n'en avait vu que 4 en quarante années de pratique, et Guersant avait pu en observer jusqu'à 26 en huit années.

La seule chose nette qui se dégage de tout ceci, c'est que l'anus vulvaire ou vaginal semble être, après l'imperforation simple, *la malformation la plus fréquente* : fait capital à retenir (1).

§ 2. — Pathogénie.

Jadis absolument inconnue, la pathogénie des malformations ano-génitales, qui avait donné lieu aux hypothèses les plus bizarres ou les plus absurdes, a été éclairée de la plus vive lumière par les recherches embryologiques de ces dernières années. « La pathogénie de ces vices de conformation, dit Ferraresi, ne peut s'interpréter qu'en se reportant aux phases successives du développement embryonnaire (2). »

(1) « L'anus vulvaire est une des formes les plus fréquentes d'abouchements anormaux du rectum. » (E. Estor, *Guide pratique de chirurgie infantile*, Alcan, 1904, p. 36.)

(2) P. Ferraresi, Contributo all' intervento chirurgico nei vizii di conformazione dell' ano e del retto. *Riforma medica*, Rome, 1902, t. II, p. 686-692.

Il est aujourd'hui acquis, d'après les travaux de Tourneux et de Retterer (1) :

1° Qu'il s'agit de communications anormales du rectum avec la vulve et non d'ectopies de l'anus, le développe-

(1) Voici un résumé aussi bref et aussi clair que possible du développement de la région ano-génitale, que nous avons fait d'après E. Retter, Sur l'origine et l'évolution de la région ano-génitale chez les Mammifères. (*Journal de l'Anatomie*, 1890.)

Dès que, vers la 3e semaine, l'embryon s'est incurvé à ses deux extrémités, le segment terminal de l'*intestin primitif* fait son apparition dans le *capuchon caudal* sous forme d'un cul-de-sac arrondi, qui reste quelque temps en communication avec la *gouttière médullaire* par le *canal neurentérique*. Le segment terminal, ou *aditus posterior*, ne tarde pas à émettre deux bourgeons, dont l'un prolonge sa propre direction : c'est l'*intestin post-anal*, tandis que l'autre remonte vers la face ventrale de l'embryon, puis devient extra-embryonnaire : c'est l'*allantoïde*, qui donnera plus tard naissance à la vessie et à l'ouraque.

L'intestin post-anal n'a qu'une existence transitoire : il perd bientôt son revêtement épithélial et se transforme en un cordon plein, qui ne tarde pas à régresser et à disparaître. Cette régression, poussée trop loin, atteindra l'extrémité de l'intestin terminal lui-même et déterminera une absence totale ou partielle du rectum: *anus imperforé*.

Ainsi, à cette époque de la vie embryonnaire, l'*intestin terminal* et le *bourgeon allantoïdien* ne forment qu'une seule et unique cavité : *le cloaque* (ancien cloaque interne). Ce cloaque est séparé de l'extérieur par une certaine épaisseur de mésoderme revêtu d'endoderme du côté du cloaque et d'ectoderme du côté opposé.

Comment ce cloaque va-t-il communiquer avec l'extérieur ? Les cellules ectodermiques situées en avant de lui se mettent à proliférer aux dépens du mésoderme sous-jacent, qui régresse et finit par disparaître. A ce moment, ectoderme proliféré et endoderme sont donc en contact. Cette prolifération de l'ectoderme aux dépens du mésoderme constitue le *conduit cloacal* de Retterer (*bouchon cloacal* de Tourneux.)

Au bout d'un certain temps, les cellules de ce conduit plein ou bouchon se résorbent petit à petit en commençant par le centre, déterminant ainsi l'apparition d'un canal par lequel le cloaque s'ouvre à l'extérieur. L'orifice de ce cloaque occupe le centre d'une saillie (*éminence cloacale*), en arrière de laquelle, la séparant du bourgeon caudal, se trouve un sillon transversal : la *dépression sous-caudale*.

Bientôt le cloaque commence à se cloisonner de la manière suivante.

ment de ce dernier étant indépendant de celui du rectum;

2° Que cette malformation, comme la plupart des malformations congénitales, est due à un arrêt de développement, qui se produit à un certain moment de la vie intra-utérine et dont la cause intime nous échappe totalement.

Deux replis latéraux (*membranes de Ratke*) ne tardent pas à se dessiner, puis à s'avancer l'un au-devant de l'autre vers la ligne médiane (à la manière de rideaux mus par des cordons de tirage, dit Vialleton). Leur rencontre ne s'opère pas simultanément sur toute leur étendue, mais *successivement de haut en bas*, ce qui simule la descente d'un *éperon périnéal*, admis par Tournoux. Le cloisonnement du cloaque est complet au troisième mois dans l'embryon humain.

Comment se constitue l'anus ? En même temps que se développe la membrane de Ratke, mais indépendamment d'elle, se dessinent, au niveau de la partie médiane de l'embouchure cloacale deux replis, ectodermiques, dont la coalescence forme le *repli préanal* et divise l'embouchure, jusque-là unique, du cloaque en deux orifices distincts : l'*antérieur* (qui se comble chez l'homme), destiné chez la femme à devenir l'*orifice vulvaire* et auquel aboutissent les canaux de Muller, qui formeront plus tard le vagin ; le *postérieur*, limité en arrière par un *repli post-anal* comme il l'est en avant par le repli préanal, sera l'*anus*, lequel, par l'augmentation du bourrelet constitué par ces deux replis ou saillies, deviendra non pas un simple orifice, mais un *véritable canal* d'origine *exclusivement ectodermique* ; tandis que le *rectum*, formé par la coalescence de la partie supérieure et médiane des membranes de Ratke, est presque *exclusivement endodermique*, avec quelque peu de mésoderme, mais nullement ectodermique.

Ceci bien compris, les abouchements anormaux du rectum à la vulve ou dans le vagin s'expliquent par l'absence de soudure des replis génitaux (membranes de Ratke) au niveau de leur partie moyenne, ou plutôt de leur partie inférieure, si on considère comme se faisant à part (ce qui est la réalité) la formation de l'anus. L'anomalie se réduit alors à un *simple arrêt de développement*, puisque la coalescence des *replis génitaux* (de Ratke) se fait de haut en bas. Mais c'est la cloison, ou une partie de la cloison recto-vaginale, qui est absente. *C'est le rectum qui s'ouvre dans la vulve, ce n'est pas l'anus qui est ectopié.*

N. B. — Les considérations un peu abstraites qui précèdent tirent une merveilleuse clarté des admirables planches, dessinées d'après les remarquables préparations de M. Retterer, qui accompagnent le long et intéressant article du *Journal de l'Anatomie* auquel nous faisons allusion.

§ 3. — Anatomie et physiologie pathologiques.

1° **Abouchement anormal.** — « L'ouverture anormale, dit Freeman (1), est toujours située sur la face postérieure du

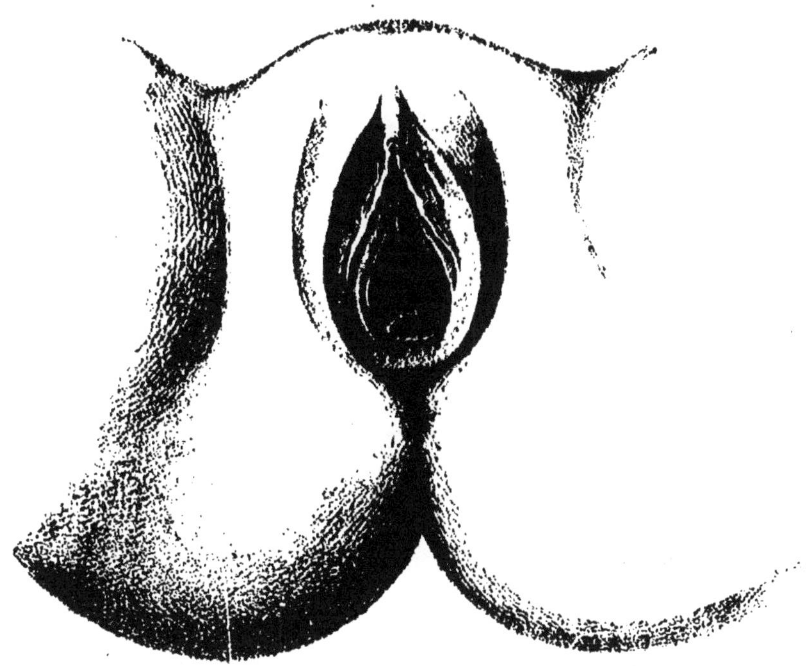

Fig. 3. — Anus vulvaire (fig. reproduite de la thèse de Rovillain).

vagin et, en général, très bas, au voisinage de la fourchette. » L'hymen établissant la démarcation entre la vulve et le vagin, l'abouchement anormal sera dit vulvaire ou vaginal, selon qu'il sera anté-hyménéal, cas le plus fré-

(1) Freeman, *Philad. medical News*, sept. 1895. Voir plus loin p. 112-113.

quent (1), ou rétro-hyménéal, comme dans l'observation de Lebrun (2).

« Les dimensions de l'orifice peuvent varier dans des proportions telles qu'il permette l'introduction de l'index

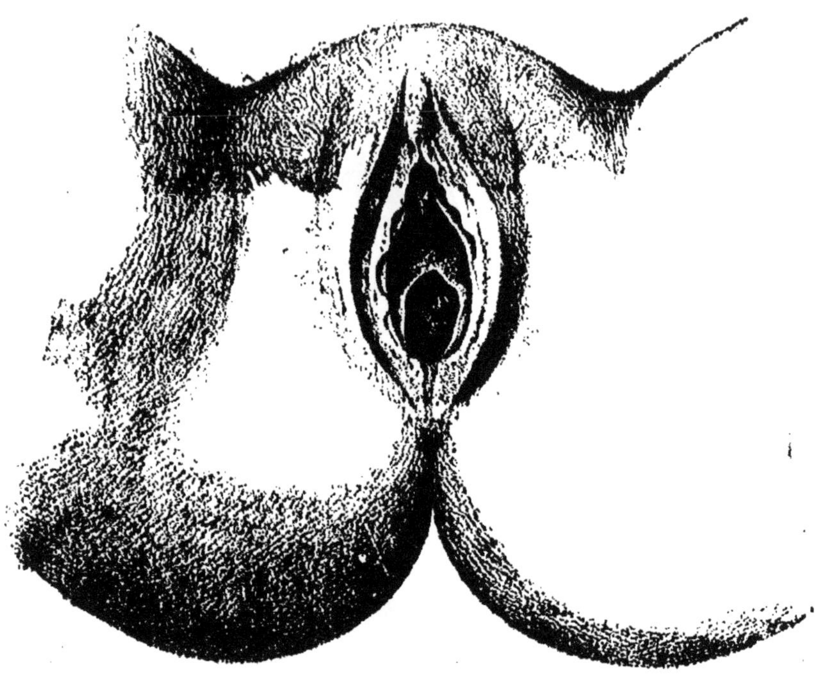

Fig. 4. — Anus vaginal (reproduit d'après la thèse de Rovillain).

ou admette à peine un stylet (3). » Souvent cet orifice est limité par un anneau fibreux, inextensible ; il est dans ce cas toujours circulaire et très étroit (Thompson) ; il était

(1) 42 anus vulvaires contre 5 anus vaginaux dans 47 cas relevés par un de nos auteurs.

(2) Voir, plus loin, Obs. XII, p. 115-116.

(3) P. Berger, *Revue de chirurgie*, août 1899, t. II, p. 133-149. C'était cas des malades de de Routzoïu et de M. Marion.

punctiforme chez la malade du professeur Berger (1). Les matières semblent alors passées à la filière, tandis qu'elles peuvent être rubannées et bien moulées quand il n'y a pas d'anneau fibreux. Bien plus, dans ce dernier cas, l'étroitesse apparente de l'orifice anormal ne signifie rien si cet orifice est élastique : « L'orifice de l'anus vaginal, remarque Figini, peut être très étroit et néanmoins suffisant au passage des matières fécales, qui sont en général liquides en pareil cas. »

Mais il cesse d'en être ainsi lorsque ces matières deviennent plus consistantes, après le sevrage, par exemple.

Nous reproduisons ci-contre deux belles planches tirées de la thèse de Rovillain et représentant l'une un anus vulvaire (fig. 3), l'autre un anus vaginal (fig. 4).

2° **Rectum.** — « Le rectum, dit P. Petit, arrive à son abouchement anormal parfois sans changer de calibre ; mais le plus souvent en se rétrécissant peu à peu sous forme d'un cône tronqué (2). »

Ordinairement les parois du rectum sont hypertrophiées : « Les fibres musculaires longitudinales, dit Dwight à propos de sa malade, étaient extraordinairement développées. »

(1) Tout en restant néanmoins très dilatable : « Cet abouchement, constitué par un orifice d'abord presque invisible, s'ouvrait dans le vestibule, au niveau de la fourchette vulvaire. Il était encadré par l'extrémité postérieure des petites lèvres. Aussi, bien qu'il n'y eut pas à ce niveau de dépression vestibulaire marquée, est-ce effectivement au niveau du vestibule qu'il fallait en placer le siège. L'orifice anormal, très dilatable, conduisait, par un canal assez étroit, jusqu'à l'ampoule rectale qui était placée en regard du cul-de-sac qui terminait la dépression anale, mais qui était séparée de celui-ci par une cloison assez épaisse. » (P. Berger, *loc. cit.*)

(2) P. Petit, Traitement de l'anus vulvaire congénital par la transplantation périnéale. *Rev. prat. d'obstétr. et de gynécol.*, 1897, t. XIII, p. 125-130.

Il en était de même chez la petite malade de M. Marion.

L'ampoule rectale peut être considérablement dilatée, surtout au bout d'un certain temps et cela pour trois raisons : *a*) accumulation de matières durcies ; *b*) mauvaise direction de l'effort ; *c*) tiraillement en sens inverse par « les attaches normales sacro-rectales et les adhérences anormales recto-vulvaires » (1).

L'adhérence intime du rectum à la vulve se poursuit le long de la paroi vaginale sur une hauteur qui est rarement inférieure à 1 centimètre. Exceptionnellement, on a vu la face postérieure du rectum adhérer intimement à la peau du périnée. (Observation de Horrocks, p. 120.)

« Le sphincter interne, ajoute P. Petit, existe pour ainsi dire toujours et se manifeste sous forme d'un bourrelet froncé plus ou moins saillant. » C'est la contraction de ces fibres circulaires qui permet la continence parfaite et le défécation volontaire dans les anus largement ouverts et qui donne l'apparence de plis radiés autour de certains anus vulvaires, comme le fait remarquer Tatiana Gouriane (2).

Quand l'orifice anormal est entouré d'un anneau fibreux inextensible, le sphincter interne existe aussi très souvent ; mais il est situé en arrière de cet anneau. Sa contractilité est alors inutile à la défécation; mais *si on résèque l'anneau fibreux pendant l'intervention, le sphincter devient susceptible de reprendre sa fonction dans le nouvel anus.*

Remarquons enfin qu'il n'y avait pas trace de sphincter interne chez la malade de Dwight (3).

(1) P. Petit, *loc. cit.*
(2) T. Gouriane, thèse de Lausanne, 1901.
(3) T. Dwight, *American Journal of medic. Sciences*, 1895, t. CIX, p. 433-436.

3° **Anus.** — « L'imperforation de l'anus n'empêche point, dit Puech, l'existence de quelques-uns des caractères accessoires de la région anale. Ainsi, dans quelques exemples, on a toutes les apparences d'une disposition régulière, si bien qu'au premier abord on pourrait croire à une bonne conformation : il existe une dépression cutanée arrondie présentant les plis radiés et la coloration brunâtre habituels à l'orifice anal. » Telles étaient les malades de Foata, Galtier, Berger (1), sans plis radiés toutefois chez la dernière. « Ce n'est qu'après avoir procédé à une exploration plus attentive, écarté les plis de ce *faux* anus, introduit une sonde ou le doigt bientôt arrêtés par cet infundibulum plus ou moins profond que l'on a reconnu son erreur. Dans la majorité des cas, la région anale n'est plus aussi accusée (2)... » Quelquefois même, elle ne l'est pas du tout : il n'y a aucune trace d'anus, et la peau passe sans transition d'une fesse à l'autre (cas de Thompson, Figini, Lebrun, Fitz-Gerald, Buchmaster).

Mais, entre ces extrêmes, il y a tous les intermédiaires, et on rencontre presque toujours des vestiges extérieurs de l'anus. Ainsi Dwight trouva, à 25 millimètres de la vulve, des plis radiés sous-cutanés, invisibles à l'extérieur et qui ne furent mis en évidence que par la dissection.

D'autres fois, on aperçoit des plis radiés sans dépression

(1) « L'anus existait à sa place normale, constitué par une dépression, par un véritable petit canal se terminant en cul-de-sac à son extrémité supérieure. Cet anus était pourvu d'un *sphincter contractile*, bien qu'il ne présentât pas de plis radiés : l'abouchement anormal était donc un abouchement anormal du rectum, dont la communication avec la dépression anale ne s'était pas établie. » (P. Berger, *loc. cit.*)

(2) Berger, *loc. cit.*

(cas de Grossich), ou bien une simple fossette (Freeman), ou une crête saillante médiane (Steele), ou une légère surélévation (Horrocks). Delbet observa une « petite dépression infundibuliforme, circonscrite par une peau légèrement plissée et tapissée par de la peau, mince et rosée au centre, plus épaisse et blanche à la périphérie ».

Le sphincter anal, ou sphincter externe, existe presque toujours, ainsi que l'avait laissé soupçonner dans bien des cas la contraction visible et tangible de l'orifice imperforé et que l'a démontré une autopsie de Rizzoli (1).

(1) On trouva « l'orifice anal du rectum fixé dans sa région normale et séparé de l'orifice vaginal par un tissu cicatriciel compact. Après l'enlèvement de la peau, on retrouva les traces de l'incision de l'entrecroisement musculaire en forme de 8 de chiffre, que font chez la femme les muscles du périnée. En disséquant ces muscles, ainsi que l'élévateur de l'anus, on remarqua qu'ils avaient un plus grand développement à gauche. *Le sphincter externe était manifeste et situé dans sa région ordinaire*, avec cette différence pourtant que les faisceaux partant du coccyx et séparés en deux branches, au lieu d'embrasser directement l'extrémité du rectum, embrassaient la portion de peau qui s'infléchissait dans l'anus. La branche droite rejoignait antérieurement le muscle constricteur du vagin du même côté en se confondant avec lui. Quelques faisceaux s'inséraient aussi dans le tissu compact cicatriciel interposé entre le rectum et le vagin. La branche gauche se continuait presque en totalité avec les faisceaux correspondants du constricteur vaginal. Les deux muscles transverses conservaient la marque de leur division presque exactement sur leur ligne d'union. Le rectum, *un peu plus gros qu'à l'ordinaire*, suivait exactement la courbure du sacrum pour déboucher dans la région anale. A l'examen microscopique, la peau infléchie dans l'anus était munie de papilles et de quelques follicules pileux. » Le tissu cellulaire sous-cutané était peu abondant et on tombait immédiatement sur les faisceaux du sphincter externe coupés en travers et séparés par des cellules adipeuses.

Reibel, Rapport sur un mémoire du professeur Rizzoli sur l'état anatomique de l'appareil musculaire ano-périnéal du cadavre d'une fille (de 18 ans) opérée autrefois (à 26 mois) pour remédier à une atrésie anale avec débouché du rectum dans la vulve... *Gaz. méd. de Strasbourg*, 1874-75, t. XXXIV, p. 78-81.

Ce sphincter est parfait quand l'anus est lui-même bien développé; il est plus ou moins rudimentaire dans les autres cas.

4° **Périnée et organes voisins.** — Le périnée est absent. C'est pourquoi une femme atteinte d'anus vulvaire se trouve *en apparence* dans les mêmes conditions que celle qui, au cours d'un accouchement, a eu une déchirure complète du périnée non traitée ultérieurement. Mais les deux cas sont loin d'être analogues dans leurs conséquences. En effet, *dans les anus vulvaires, il n'y a jamais de prolapsus utérin.* L'accouchement, contrairement à ce que la théorie ferait craindre, s'accomplit en général sans difficultés, comme nous le verrons plus loin. Enfin, les muscles du plancher pelvien subsistant dans leur intégrité, en arrière de l'abouchement anormal, permettent, une fois l'anus rétabli à sa place normale, de reconstituer facilement un périnée solide.

L'hymen est parfois normal (Winternitz, Gouriane). Dans le cas d'anus vaginal de Lebrun que nous reproduisons (p. 115), les matières rubannées sortaient par l'orifice circulaire d'un hymen intact. D'autres fois il est incomplet ou il ne s'en voit que des traces (Dwight). Enfin il peut être totalement absent (Thompson, Figini, Freeman, Berger).

En outre le vagin est parfois imperforé (cas du professeur Berger) ou le coccyx manque (Petit). Souvent enfin, comme le fait remarquer M. Kirmisson, les ischions sont rapprochés et le détroit inférieur rétréci. Mais tous ces cas entrent dans les malformations diverses pouvant accompagner l'abouchement anormal du rectum à la vulve, que nous avons déjà signalées.

5° **Défécation.** — *Quand il n'existe pas d'anneau fibreux inextensible, elle est toujours possible ;* elle est même facile dans les premiers mois de la vie. *Elle est très difficile* ou au moins très imparfaite *dans le cas contraire :* d'où divers inconvénients suivant le degré de rétention ou d'incontinence.

D'abord, les efforts, sans résultats à cause de leur mauvaise direction, n'empêchent pas l'accumulation des matières dans l'ampoule rectale (Newman, Thompson, Petit, Foata, Ferraresi, Galtier) et peuvent même, par leur répétition fréquente, déterminer à la longue un véritable tic nerveux (comme dans l'observation de M. Marion).

On se trouve en présence tantôt d'une constipation rebelle (Foata), tantôt d'une rétention partielle (Lebrun), tantôt d'alternatives de constipation et de débâcles.

D'autres fois la continence est parfaite et la défécation volontaire (Gouriano), mais le cas est exceptionnel.

Le plus ordinairement, la continence est incomplète : alors que les matières solides sont retenues, la continence des matières fluides est « possible seulement dans la position assise et les jambes étroitement rapprochées » (Aveling); ou bien, si les matières solides et liquides peuvent être à peu près retenues, il y a incontinence absolue des gaz (Berger). Enfin, l'incontinence peut être à peu près complète. On voit alors un écoulement continu de matières fécales (Buchmaster), des efforts constants amenant l'expulsion continue de matières passées à la filière (Grossich, Marion) ou tirebouchonnées comme des serpents de Pharaon (Galtier).

Ainsi, nous trouvons sans cesse ces deux graves inconvénients : rétention ou incontinence, quelquefois les deux, se succédant alternativement chez le même sujet, suivant le degré de consistance ou de fluidité des matières fécales. La rétention est plus dangereuse, parce qu'elle peut à chaque instant devenir complète et amener directement la mort du sujet par la simple évolution des phénomènes d'obstruction. L'incontinence n'est dangereuse qu'indirectement par suite de la production secondaire d'érythèmes, excoriations, abcès, phlegmons (1). Aussi *tout* ce que nous dirons plus loin des *dangers de la rétention* devra-t-il s'entendre également, mais à un degré moindre, des *inconvénients de l'incontinence*.

6° **Fonctions génitales. Anus vulvaires latents.** — Des femmes porteuses d'anus vulvaire ont pu se marier et pratiquer normalement le coït. Ricord parle d'une femme de 22 ans dont le mari fut 3 années entières avant de soupçonner la malformation. Le cas, partout rapporté, de cette prostituée du moyen âge, atteinte d'anus vaginal, est plus curieux encore (2). Néanmoins, dans les conditions les plus habituelles, le coït semble devoir être répugnant pour l'homme, s'il est vrai surtout, comme le prétend Ricateau, qu'il y a ordinairement issue de matières fécales au moment de l'orgasme. La grossesse est toujours possible. Quant à l'accouchement, il semble être dans la réalité beaucoup plus facile que ne le

(1) « Une propreté rigoureuse et des soins quotidiens et minutieux sont nécessaires, fait remarquer Figini, pour prévenir l'irritation qui ne manquerait pas de produire l'écoulement continuel des matières fécales sur la muqueuse vaginale. » *Loc. cit.*

(2) Elle eut plusieurs amants, et cependant, dit un auteur, en latin, « *nunquam in coitu mentam inquinaverunt. Sæpe vulvam ejus osculabantur et nullum pravum odorem sentierunt. Aliquoties linguam in vaginam ejus immiserunt et nunquam fæcibus fædata est* ».

laisseraient supposer les considérations théoriques. « On a cité, dit A. Broca, des observations où des femmes présentant ce genre de malformation avaient accouché. Ce qui prouve que les rapports sexuels ont pu s'accomplir sans que le mari trouvât rien d'anormal (1). »

Pincus fait remarquer que l'accouchement avait été possible dans deux observations rapportées par Rossner et Piering. Et si, dans le cas de Rossner, la tête n'avait pu s'engager et la détroncation avait dû être pratiquée, c'était uniquement à cause d'une énorme accumulation de matières fécales dans le rectum. Dans l'observation de Piering, au contraire, la femme, malgré un détroit inférieur un peu rétréci, avait accouché normalement et sans difficultés d'un enfant de 3.430 grammes. Le cas rapporté par H. Tuck est également fort intéressant et à plusieurs points de vue (2).

(1) A. Broca, Des malformations ano-rectales. In *Dép. médic.*, 1890, V. p. 41.

(2) H. Tuck, A case of Atresia vaginalis. *Boston medical and surgical Journal*, 7 sept. 1876, vol. II, p. 283-284. — Il s'agit d'une jeune Américaine de 26 ans qu'il accoucha sans difficultés. « C'était une fille de bonne famille qui avait été, soi-disant, droguée puis violée par son fiancé. On voyait à la place normale de l'anus une pigmentation très foncée du tégument et on sentait une dépression ayant l'apparence d'un sphincter recouvert de peau. Le rectum s'ouvrait un peu en arrière de la fourchette et était fermé par un sphincter d'ailleurs un peu lâche. La malade n'avait jamais éprouvé aucune difficulté à retenir ses matières fécales. Elle ignorait sa difformité qui n'avait pourtant pas passé inaperçue à sa mère. En la questionnant, on apprit seulement qu'elle avait toujours été très constipée et qu'elle avait souvent dû recourir aux purgatifs. En outre, après chaque défécation, elle était tenue de s'essuyer plus soigneusement que ne font les autres femmes. » (*Traduction de l'auteur.*)

Quant à celui de Reichel, il se rattache en outre à ce qu'on a désigné sous le nom d'*anus vulvaires latents* (1).

C'est à cette particularité que fait allusion Freeman lorsqu'il écrit : « On a cité des cas dans lesquels la malformation n'a été remarquée qu'après le mariage, l'abouchement anormal ne s'étant ouvert qu'accidentellement. Dans un fait, la femme crut avoir été blessée par une violence illé-

(1) P. Reichel, Entwicklung des Dammes und Ihre Bedeutung für die Entstelung gewisser Missbildungen. *Zeitsch. für Geburtshülfe und Gynäkologie*, Bd. XIV, 1888. — « Il s'agit d'une multipare âgée de 25 ans qui depuis son mariage, qui a eu lieu il y a trois ans, perd ses matières par le vagin. L'anus est normal, mais le périnée est court et la partie postérieure de la vulve anormalement grande. Immédiatement au-dessous de l'hymen, un large orifice admettant le doigt permet de pénétrer dans le rectum. Les bords, à l'exception de quelques excoriations en voie de cicatrisation, sont revêtus de muqueuse. Les commémoratifs font repousser toute idée de traumatisme ou de violence. Il s'agit incontestablement d'un orifice anormal congénital. C'est d'ailleurs le siège ordinaire de l'anus vulvaire ne différant du type habituel que par la présence d'un anus normal. La nature de la muqueuse qui en tapisse l'entrée ne laisse place à aucun doute sur ce point, et on doit écarter toute idée de traumatisme occasionné par l'organe viril. Quant au fait d'expliquer pourquoi, avant le mariage, il ne s'était pas échappé de matières fécales par le vagin, on peut faire trois hypothèses :

« Ou bien l'ouverture était valvulaire ;

« Ou bien elle était maintenue fermée par un petit sphincter ;

« Ou, enfin, il n'y avait pas de communication, grâce à une mince cloison qui aura cédé facilement dès les premiers rapprochements. »

(*Traduction J. Brucker et A. Regnat.*)

gitime du coït, d'où résultèrent des complications médico-légales. »

Il s'agit, fait très rare d'ailleurs, d'abouchements anormaux du rectum à la vulve ignorés de la femme, parce que coexistant avec un anus normal et fonctionnant bien : abouchements soit valvulaires, soit obturés par une mince membrane qui cède aux premiers rapprochements sexuels. Ce dernier cas semble être celui de la femme dont parle Springfield (1).

§ 4. — Symptômes et diagnostic.

Les *signes physiques* des abouchements anormaux du rectum à la vulve se déduisent aisément de l'anatomie pathologique : aussi nous ne nous y arrêterons pas.

Les *symptômes fonctionnels* sont directement proportionnels à l'étroitesse de l'orifice (2).

(1) E. Springfield, *Vierteljaresschrift fur Gerichtlich. Medicin.*, 1889, Bd I. — « Une femme de 30 ans commença, peu après son mariage, à perdre ses matières fécales par le vagin. Les premiers rapports avaient été extrêmement douloureux et suivis d'une légère hémorragie. Le mari, qui s'était autrefois adonné à la boisson, n'était pourtant pas en état d'ivresse. Lorsque la femme fut examinée, ce qui n'eut lieu que longtemps après, la place de la fosse naviculaire était occupée par une ouverture qui s'étendait un peu plus sur la droite que sur la gauche, légèrement béante et admettant facilement deux doigts, lesquels pénétraient par cette voie dans le rectum. Les bords en étaient lisses, mais sans revêtement épithélial. »

(*Traduction J. Brucker et A. Régnat.*)

(2) « S'il est réduit à l'état de simple pertuis, on voit paraître des acci-

Quant au *diagnostic*, il *doit toujours être fait par l'accoucheur au moment de la naissance ou dans les premières heures qui suivent.* C'est là une *règle absolue* sur laquelle nous devons insister. Et nous ne pouvons le faire avec plus d'autorité qu'en citant les intéressantes remarques de M. A. Broca sur ce sujet : « Un des points les plus importants consiste à ne pas méconnaître la lésion, à porter un diagnostic précoce et précis, déterminant à la fois l'*existence* de l'anomalie et sa *variété anatomique.* Comment donc porter ce diagnostic ?

« Le diagnostic de l'existence est d'une simplicité extraordinaire, et cependant il n'est pas rare que la sage-femme, le médecin même, s'y laissent surprendre. Ne comptez pas sur l'ensemble des troubles fonctionnels, sur l'absence du méconium et moins encore sur les symptômes de l'occlusion intestinale. Si on ne songe à la possibilité d'une anomalie qu'en raison de l'absence du méconium, on perdra une ou deux journées qui peuvent être précieuses...

« C'est là, sans contredit, une position délicate pour le médecin ou la sage-femme que l'on accuse d'impéritie et l'on n'a peut-être pas tout à fait tort, car ils ont manqué à un *précepte formel : examiner avec soin, avant d'emmailloter le nouveau-né, l'état de son périnée et de ses organes génitaux* (1). »

Et ailleurs : « Je tiens à insister sur la nécessité absolue

dents d'occlusion plus ou moins incomplets. Dans un très grand nombre de cas, il est suffisant pour laisser passer sans difficultés les matières molles, de sorte que tout symptôme manque. » (Le Dentu et Delbet, *loc. cit.*, t. VI.)

(1) A. Broca, Le traitement des malformations ano-rectales. *Revue pratique d'obstétrique et de pédiatrie*, 1892, t. V, p. 299-309.

qu'il y a d'examiner toujours, immédiatement après la naissance, la région anale : vous éviterez ainsi bien des mécomptes et bien des surprises.

« Chez la femme, une malformation ano-rectale peut passer absolument inaperçue... et la femme peut arriver à l'âge adulte sans se douter ou au moins sans éveiller l'attention de son entourage (1). »

Ces judicieuses remarques se trouvent pleinement justifiées par les observations que nous rapportons. Chose étrange ! *Dans aucun des cas le diagnostic ne semble avoir été fait par l'accoucheur au moment de la naissance*, bien que, dans les observations de Newmann, de Figini, de Steele, de Lebrun, l'anomalie ait été constatée dès les premières heures de l'existence, soit par la mère, soit par l'entourage.

Souvent, ce sont les difficultés de la défécation, qui dès les premiers jours mettent sur la voie du diagnostic. Les parents examinent alors l'enfant (Horrocks), ou cherchent à lui administrer un lavement (Foata), ou le portent au médecin (P. Delbet) et la malformation est ainsi constatée.

L'abouchement anormal du rectum fut remarqué par la nourrice au bout d'une semaine dans le cas de Thompson ; et, dans celui de Grossich, par la mère, lorsque, une fois rétablie, elle s'occupa elle-même de son enfant (2).

(1) A. Broca, Des malformations ano-rectales. (Leçons de pathologie externe faites à la Faculté de médecine de Paris.) *Indépendance médicale*, 1899, p. 41.

(2) « Ce n'est que plusieurs semaines après la naissance, en essayant de donner à l'enfant un lavement pour combattre la constipation, que l'on s'aperçoit de la malformation. » (E. Estor, *Guide pratique de chirurgie infantile*. Alcan, 1904, p. 36.)

Dans l'observation de Fitz-Gerald, ce n'est qu'au bout de deux mois que la mère, à l'occasion d'une diarrhée qui nécessita des soins de propreté fréquents et minutieux, constata la malformation.

Enfin, dans celle de Galtier, la fillette avait 3 mois lorsque le diagnostic fut fait par le médecin lui-même, auquel on présenta l'enfant en raison de la constipation rebelle qui seule avait frappé les parents.

Donc, *l'examen immédiat du nouveau-né, aussitôt après l'accouchement, est toujours obligatoire pour l'accoucheur.* Et rappelons à ce sujet que la vue ne saurait renseigner que sur l'absence d'anus. *Le doigt et la sonde en gomme sont nécessaires* pour constater les imperforations et les abouchements anormaux du rectum. On devra également chercher à cathétériser la vessie de tout enfant qui n'aurait pas uriné dans les trois ou quatre premières heures après la naissance.

Ainsi, la recommandation d'examiner soigneusement, aussitôt après la naissance, tous les orifices naturels du nouveau-né, sur laquelle nous avons vu maintes fois insister les professeurs Pinard et Budin, dans leurs leçons et dans leurs services, est loin d'être superflue.

§ 5. — Évolution. Pronostic. Terminaison.

Il est bien entendu que nous n'avons en vue, ici, que les *abouchements anormaux non traités*, car nous verrons plus loin qu'une intervention judicieuse et opportune rend le pronostic essentiellement bénin.

a) *Quoad vitam*, MM. Duplay et Reclus distinguent, avec raison, 3 groupes de cas :

1° *Ceux qui entraînent la mort à brève échéance.* Ce sont ceux dans lesquels l'orifice est très étroit et l'obstruction presque complète dès le début : la mort est la conséquence fatale des phénomènes d'obstruction.

2° *Ceux qui sont compatibles avec une longue survie*, tel celui de la Juive dont parle Morgagni, qui vécut plus de cent ans, malgré un anus vulvaire. La malade de Thompson et celle de Roux, de Lausanne, avaient 19 ans ; celle de P. Delbet, 30 ans.

3° Entre ces deux extrêmes, il y a tous les *intermédiaires*, et la gravité de l'affection est en raison directe des *deux facteurs* : *étroitesse de l'orifice* et *consistance des matières*. Le pronostic, de ce chef, s'assombrit avec l'âge (1) et la malformation, bien supportée pendant l'enfance, pourra compromettre la vie dès l'adolescence ou à l'âge mûr (2), ou au moins avoir un fâcheux retentissement

(1) Telle est l'opinion du professeur Kirmisson : « Chez la femme, ces imperforations anales, compliquées de communications anormales avec la vulve ou le vagin, ne présentent pas, en général, un pronostic bien grave. En effet, les matières de l'enfant sont liquides et peuvent s'écouler par l'orifice anormal. Plus tard, au contraire, l'alimentation changeant, les matières acquièrent une consistance plus dure, et c'est alors que se manifestent les phénomènes d'occlusion ou tout au moins de stase intestinale. Mais cet abouchement du rectum dans le canal vulvo-vaginal est tellement compatible avec l'existence qu'on cite partout des cas de femmes d'un âge très avancé porteuses de cette infirmité. Il faut admettre une disposition valvulaire ou une sorte de sphincter s'opposant à l'incontinence des matières. » Les imperforations et anomalies de l'anus et leur traitement. *Revue internationale de médecine et de chirurgie*, 25 février 1904, t. XV, p. 56-58.

(2) Contrairement à l'opinion de Puech, qui écrit : « Le pronostic s'améliore d'autant plus que l'enfant avance de plus en plus en âge. » (thèse citée).

sur l'état général, en raison des défectuosités de la nutrition produites par la rétention partielle. Ainsi, la malade de Thompson, qui, à 19 ans en paraissait 13 et n'avait jamais été réglée, sans avoir pourtant été sérieusement incommodée jusque-là par son infirmité, présenta, à cette époque, des phénomènes de rétention et d'obstruction qui commandèrent l'intervention (1).

b) Au point de vue *social*, l'existence des malheureuses, atteintes d'anus vulvaire, est souvent empoisonnée du fait de leur infirmité. Outre les souffrances qu'occasionne celle-ci, les soins constants qu'elle exige et les inconvénients qu'elle entraîne (obligation de se garnir constamment, incontinence des gaz et des matières) peuvent conduire à l'hypocondrie et au suicide.

c) Enfin, au point de vue *génital*, nous avons vu que, à de rares exceptions près, le mariage et la maternité sont pratiquement interdits à ces malheureuses.

(1) La malade du professeur Berger, qui avait 12 ans, n'était pas développée et ne paraissait pas son âge.

CHAPITRE IV

TRAITEMENT

Il ne saurait, à l'heure actuelle, être question de traiter les abouchements anormaux du rectum à la vulve par l'*anus iliaque permanent*, *opération purement palliative* qui créerait une infirmité bien plus repoussante que celle à laquelle elle prétendrait remédier, et qui ne doit plus avoir, croyons-nous, qu'une seule indication : une obstruction néoplasique maligne du rectum, haut située et inopérable.

Nous ne voyons pas non plus l'utilité d'établir un *anus iliaque temporaire* pour mieux remédier chirurgicalement à la malformation : Quoi qu'on fasse, en effet, le bout inférieur de l'intestin laissera toujours écouler au moins ses propres sécrétions. Par suite, le pansement sera tout aussi souvent souillé et les sutures courront autant de risques de s'infecter que si la défécation se produisait par la voie normale après l'opération curative. Ce serait donc sans aucun bénéfice qu'on aurait créé une dérivation, *bien plus facile à établir qu'à faire disparaître*.

Nous ne parlerons pas davantage des différents *procédés*, dits *en deux ou plusieurs temps*, et qui consistaient à traiter la malformation qui nous occupe au moyen de deux ou plusieurs interventions distinctes, séparées l'une de l'autre par un intervalle de 20 à 30 jours. « Le procédé qui consiste à opérer en deux temps est aujourd'hui abandonné avec raison », dit Figini (1).

Ces pratiques ont pu avoir leur raison d'être à une époque où l'antiseptie, l'asepție et la réunion par première intention étant inconnues, l'infection et ses redoutables conséquences étaient la terreur de tous les chirurgiens et leur avaient inspiré les subterfuges les plus ingénieux pour tourner les difficultés inhérentes à certaines opérations. Ainsi, par exemple, avaient-ils coutume de diviser une intervention, dont l'exécution en une seule séance eut pu être dangereuse, en deux ou plusieurs opérations partielles plus anodines, parce que chacune d'elles n'occasionnait que de légers dégâts.

Mais aujourd'hui, où l'on peut, sous le couvert de l'asepție, pratiquer sans dangers les plus vastes délabrements, de semblables considérations n'ont plus qu'un intérêt historique.

Nous allons donc décrire le *manuel opératoire de la transplantation de l'anus au périnée*, tel que nous le concevons, d'après les idées actuellement adoptées par tous les chirurgiens et surtout d'après l'opération exécutée par notre maître, M. le professeur agrégé Marion, et clairement exposée par lui dans l'observation-type que nous avons reproduite au chapitre II, pages 16-22. Sans doute le principe de cette opération est le même que celui qui a inspiré les procédés de

(1) C. Figini, Vizi di conformazione dell ano e loro cura. *Clinica chirurgica*, Milan, 1895, III, p. 113-119

Nélaton, Dieffenbach et Rizzoli. Néanmoins, nous croyons que notre manuel opératoire présente un nombre suffisant de *particularités propres*, entre autres la *fermeture préalable de l'orifice anormal* et la *résection circulaire de l'anneau fibreux inextensible* qui entoure presque toujours l'abouchement vulvaire, et des *temps* assez *distincts* pour constituer une *opération définitivement réglée* et réaliser un *procédé à part* considérablement différent de ce qui a été décrit jusqu'à ce jour, procédé que nous proposons de désigner sous le nom de son auteur, M. Marion, si la modestie de ce dernier ne s'y oppose point.

Nous le mettrons ensuite en parallèle avec les méthodes classiques dont il offre tous les avantages, sans présenter aucun de leurs inconvénients.

§ 1. — Manuel opératoire.

Matériel. — Bistouri ordinaire ;
Ciseaux droits et courbes ;
Pinces à griffes ;
Pince à disséquer ;
Sonde cannelée et sonde de Nélaton ;
Six pinces hémostatiques ;
Six pinces de Kocher ;
Une aiguille de Reverdin courbe et fine ;
Une paire d'écarteurs ;
Soie et catgut de diverses grosseurs ;
Crins de Florence ;

Anesthésie. — Rien de particulier sur ce point. Le chloroforme doit être administré jusqu'à *résolution musculaire* *complète* et avec toutes les précautions d'usage quand il s'agit d'enfants en bas âge. Inutile de faire remarquer que l'exécution d'une opération délicate dans une région présentant une si petite surface demande une *immobilité absolue.*

Préparation de la région. — C'est sous chloroforme seulement que l'on pratiquera la préparation chirurgicale de la région. On brossera à l'eau chaude ou au savon, puis on lavera à l'éther, à l'alcool et au sublimé toute la région génitale et périnéale, en commençant à la base du sacrum et en remontant jusqu'au voisinage de l'ombilic, sans oublier la face interne des cuisses.

Il va sans dire que nous avons toujours en vue le cas d'une enfant de 10 à 15 mois. S'il s'agissait d'une adulte, cette préparation aurait été commencée la veille.

Technique. — L'opération de la transplantation de l'anus au périnée comprend cinq temps :

1° *Obturation de l'abouchement vulvaire anormal ;*

2° *Tracé de l'incision cutanée, circonscrivant l'orifice anormal puis longeant le périnée sur la ligne médiane jusqu'au coccyx ;*

3° *Libération étendue du rectum en commençant par la dissection de l'orifice anormal et de la cloison recto-vaginale ;*

4° *Abaissement du rectum mobilisé dans l'angle postérieur de la plaie périnéale, fixation de l'ampoule aux tissus sous-cutanés et suture de la muqueuse à la peau, après section de l'anneau fibreux qui entoure l'abouchement vulvaire ;*

5° *Fermeture de la plaie périnéale.*

Nous allons donner maintenant une description claire et succincte de chacun de ces différents temps :

1er Temps. — *Obturation de l'abouchement vulvaire*

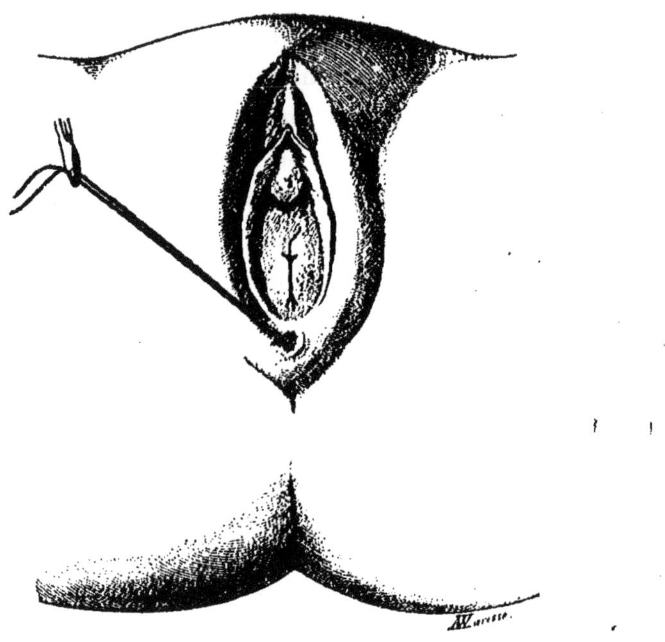

Fig. 5. (1er temps de l'opération). — L'abouchement normal est fermé par un fil de soie dont les 2 chefs pendants sont repérés par une pince à forcipressure.

anormal. — On obture l'orifice anormal au moyen d'une suture en bourse ou d'un surjet fait avec un fort fil de soie dont on laisse pendre les deux chefs.

Cette pratique offre un triple avantage : d'abord, on évite ainsi de voir ultérieurement le champ opératoire souillé par une issue intempestive de matières fécales au cours de l'opération, ce qui est souvent dangereux, toujours gênant. Ensuite on n'a pas à introduire l'index de la main gauche dans le rectum pour en faire la dissection : on se conforme ainsi au précepte général de chirurgie qui veut qu'au cours d'une opération on s'abstienne d'introduire le doigt dans une cavité naturelle, toujours suspecte de contenir, quoi qu'on ait fait préalablement pour la nettoyer, des produits septiques. Enfin, les deux extrémités du fil permettent de laisser libre une plus grande partie du champ opératoire en remplaçant la pince ou les pinces qu'on serait obligé de placer, pour soulever pendant la dissection et abaisser ensuite le rectum, au quatrième temps de l'opération.

2e Temps. — *Tracé de l'incision cutanée circonscrivant l'orifice anormal, puis longeant le périnée sur la ligne médiane, jusqu'au coccyx.* — Autour de l'abouchement anormal et à 1 millimètre de ses bords environ, on trace au bistouri une incision circulaire ou ovale, suivant la forme de cet orifice ; et, à partir du point le plus postérieur de son pourtour, exactement sur la ligne médiane, on la continue par une autre incision rectiligne qui se prolonge en arrière jusqu'à quelques millimètres de la pointe du coccyx, senti à travers les tissus et repéré avec l'index gauche. (Fig. 6, p. 50.)

Quand le coccyx n'existe pas, ce qui semble être un

cas assez fréquent (1), on arrête l'incision à peu près au niveau où se trouverait normalement la pointe de cet os.

Cette incision, qui n'a d'abord intéressé que la peau

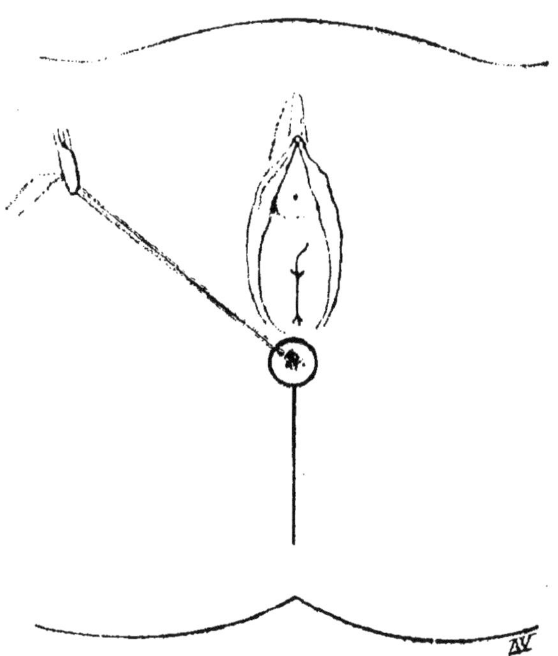

FIG. 6 (2e temps). — Tracé de l'incision cutanée circonscrivant l'orifice anormal, puis longeant le périnée sur la ligne médiane jusqu'au coccyx.

et le tissu cellulaire sous-cutané, est ensuite creusée graduellement : d'abord, au bistouri et avec la plus grande prudence ; ensuite, avec un instrument mousse (sonde cannelée, pointe fermée de ciseaux mousses,

(1) P. PETIT, *loc. cit.*

droits ou courbes), ou avec le doigt, jusqu'à la rencontre de l'ampoule rectale. Celle-ci est facilement reconnaissable à son aspect lisse, à sa coloration blanc nacré, qui tranche sur les tissus environnants, et au fait qu'elle bombe au fond de la plaie, soit spontanément si l'enfant mal endormi pousse, soit artificiellement si on exerce une pression sur l'abdomen (1).

3e Temps. — *Libération étendue du rectum en commençant par la dissection de l'orifice anormal d'avec la paroi vaginale.* — C'est le temps le plus délicat de l'opération. On isole d'abord l'orifice anormal. Or, il n'est pas toujours facile de séparer cet orifice de celui du vagin, auquel il est généralement uni par du tissu fibreux très dense. Nous avons déjà vu, en effet, que dans la plupart des cas l'abouchement anormal était entouré d'un épais anneau fibreux inextensible. Il arrive même souvent que du tissu fibreux analogue constitue une partie de la cloison recto-vaginale, sur laquelle il remonte jusqu'à une hauteur pouvant atteindre plusieurs millimètres. On est ainsi réduit à isoler artificiellement les deux parois par une dissection prudente et minutieuse, pratiquée dans cette cloison fibreuse commune.

(1) A propos de cette incision, M. le professeur Berger fait une remarque fort judicieuse : « Il est nécessaire, dit-il, même lorsqu'il existe un canal anal et un sphincter, de fendre assez largement le raphé, en avant et en arrière du bourrelet anal, en comprenant celui-ci dans la section. On ne pourrait, sans cela, faire une suture méthodique de l'ampoule rectale au fond de la dépression anale avec laquelle on se propose de l'aboucher. » (P. Berger, *loc. cit.*)

Ceci fait, la séparation du rectum d'avec le vagin jusqu'au cul-de-sac péritonéal est des plus faciles. C'est un décollement, suivant un plan de clivage, net plutôt qu'une véritable dissection.

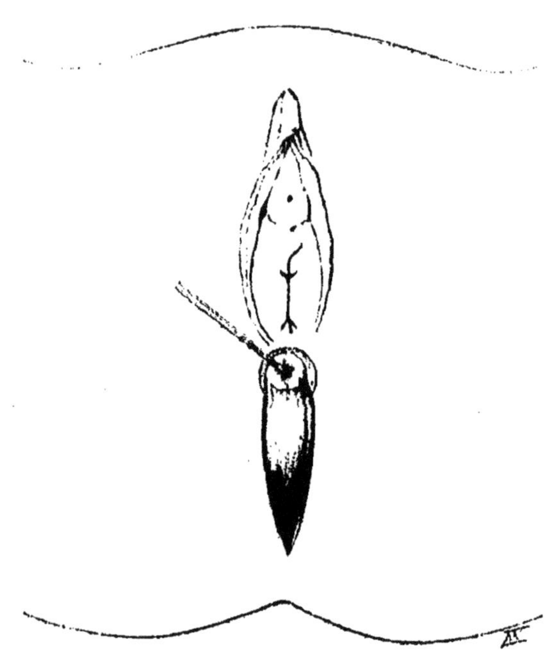

Fig. 7. — Début du 3e temps. L'orifice anormal vient d'être séparé de la paroi vaginale et le périnée a été sectionné dans toute son épaisseur.

On aperçoit alors généralement, au fond de la plaie, le cul-de-sac de Douglas.

Une question se pose à ce moment : Sur quelle longueur doit être libéré l'intestin ? Il est très utile, dit P. Petit, « de pousser la dissection de la paroi antérieure du rectum aussi haut que possible et de faciliter son abaissement en sectionnant sur une certaine hauteur les parois du releveur anal » (1). Nous estimons, en effet, que l'isolement du rectum à sa face antérieure doit se poursuivre sur une hauteur *d'au moins 5 centimètres.*

On refoule, en le décollant, le cul-de-sac péritonéal, si cela est nécessaire.

La libération du rectum, latéralement et en arrière, s'exécute avec la plus grande facilité.

Nous rappellerons que cet isolement doit se faire (la dissection de l'orifice et de la partie fibreuse de la cloison recto-vaginale exceptés) exclusivement avec le doigt ou avec des instruments mousses, afin de ménager autant que possible les nerfs et les vaisseaux du rectum, dont une partie seront également décollés au lieu d'être sectionnés. Leur conservation sera l'un des meilleurs facteurs de la réparation rapide de la plaie opératoire et du bon résultat de l'intervention.

4e Temps. — *Abaissement du rectum mobilisé, dans l'angle postérieur de la plaie périnéale, fixation de l'ampoule aux tissus sous-cutanés et suture de la muqueuse à la peau, après section de l'anneau fibreux qui entoure l'abouchement vulvaire.* — Le rectum, ainsi libéralement mobilisé, tombe en général de lui-même dans l'angle postérieur de l'incision périnéale (2). Au besoin, on l'y amène, en tirant légèrement sur les

(1) P. Petit, *loc. cit.*
(2) *Id.*

deux chefs pendants du fil de soie qui a servi à obturer l'orifice anormal au premier temps, et on l'y maintient, l'extrémité affleurant le niveau de la peau.

On fixe alors l'ampoule rectale aux tissus sous-

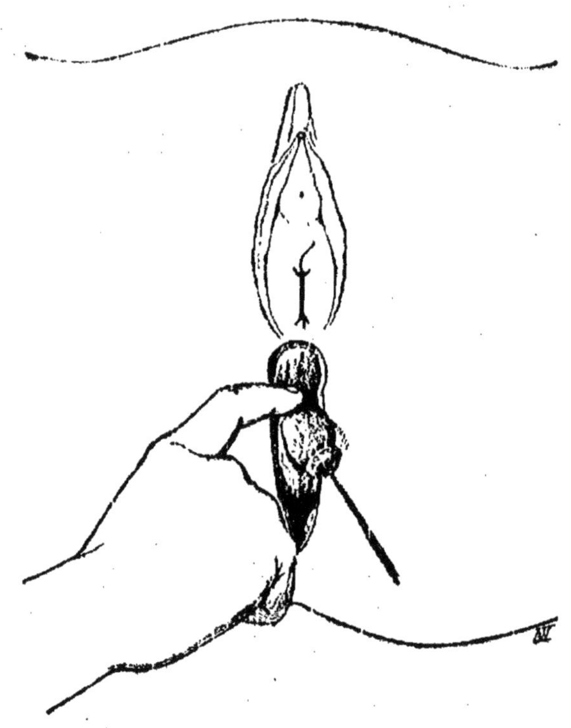

FIG. 8. — Fin du 3e temps et commencement du 4e. Le rectum, qu'on achève de décoller avec le doigt, s'abaisse déjà de lui-même vers l'angle postérieur de la plaie périnéale.

cutanés par quelques points profonds au catgut (fig. 9, p. 56).

A ce moment, mais à ce moment seulement, après avoir soigneusement protégé par des compresses le champ opératoire, on ouvre le rectum en sectionnant circulairement l'anneau inextensible de tissu fibreux, dont l'existence presque constante autour de l'abouchement anormal est l'unique ou du moins le principal agent de rétention partielle des matières fécales.

On réunit alors la muqueuse rectale à la peau des bords de la partie postérieure de l'incision périnéale, par un assez grand nombre de points à la soie, très rapprochés les uns des autres.

Cette partie du champ opératoire, en effet, sera fatalement en contact presque permanent avec les matières fécales pendant la cicatrisation, quelles que soient les précautions que l'on prenne (constipation provoquée, pansements réitérés).

Il y aura, par suite, danger permanent de voir s'infecter un ou plusieurs points de suture, ce qu'il faut tâcher d'éviter à tout prix : la cicatrisation par seconde intention dans cette région étant particulièrement fâcheuse pour la continence future. Or, l'expérience a démontré que mieux les parties sont maintenues en contact étroit, plus les sutures sont rapprochées, moins ce danger est à craindre. Les chirurgiens s'accordent d'ailleurs unanimement sur ce point.

Quant à la solution de continuité laissée par la dissection de l'orifice anormal, on peut, soit en réunir les bords par une suture, soit ne pas s'en occuper du tout. « Après une opération bien conduite, lisons-nous dans Duplay et Reclus, l'orifice vulvaire ou vaginal s'oblitère souvent de lui-même ; lorsqu'il présente une certaine largeur, il est bon de la fermer par quelques points de suture (1). »

5e Temps. — *Fermeture de la plaie périnéale.* — Il

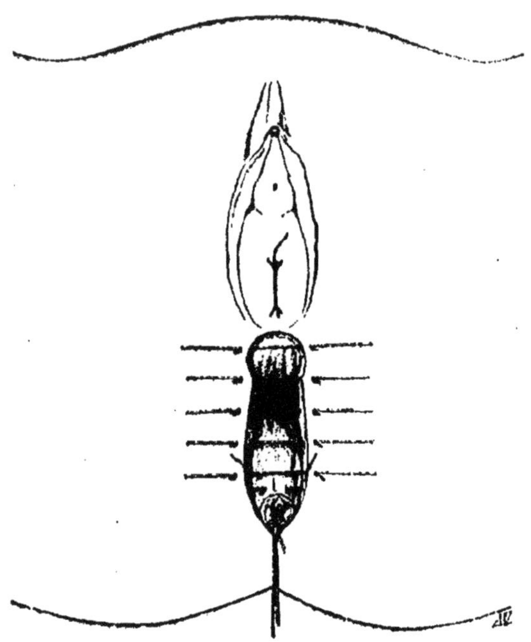

Fig. 9. — 5e temps. Fermeture de la plaie périnéale. Passage des fils après abaissement du rectum. Remarquer le fil profond qui comprend la paroi de l'ampoule rectale, tout près de l'orifice anal.

reste à combler une plaie en entonnoir occupant toute l'étendue du périnée, et dont la partie la plus profonde est constituée par l'angle dièdre formé par la face pos-

(1) Duplay et Reclus, t. VI, p. 700. — Dans le cas de Grossich, par exemple, p. 97-98, on ne s'occupa point de la solution de continuité créée par la dissection de l'abouchement anormal ; elle se combla d'elle-même par bourgeonnement.

térieure du vagin en avant et la face antérieure du rectum en arrière. Sur les côtés se trouvent les tissus périnéaux sectionnés, dont le rapprochement comblera

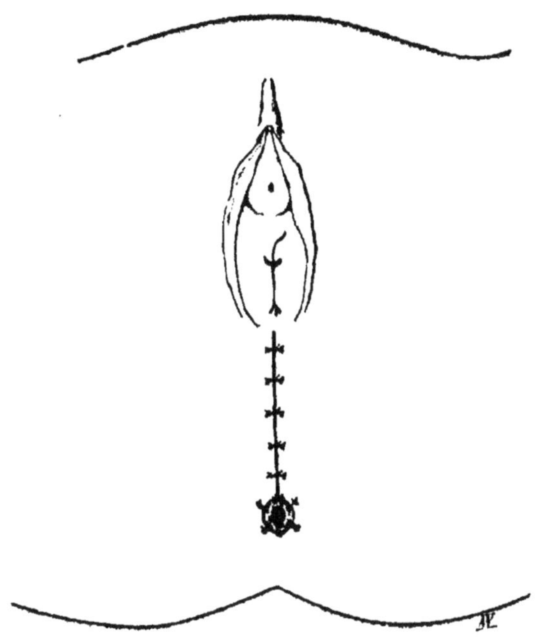

FIG. 10. — Aspect des parties après que les fils périnéaux ont été serrés, l'anneau fibreux réséqué et le rectum, enfin rouvert, suturé à la peau.

la cavité et maintiendra la distance normale qui doit désormais séparer l'anus du vagin (1).

Pour arriver à ce résultat, on passe dans le fond de

(1) « On profite, dit le professeur Berger, de la partie antérieure de l'incision, de l'avivement nécessité par la dissection de l'abouchement anormal, pour constituer un plan périnéal aussi épais et aussi résistant que possible. »

la plaie un premier fil qui en ferme l'angle (1). On supprime ainsi tout espace mort.

Enfin, on achève la fermeture du périnée, comme dans une périnéorraphie ordinaire, par quelques points cutanés profondément passés, toujours dans le but de bien coapter les surfaces cruentées et de supprimer toute cavité, qui pourrait devenir un foyer d'infection et le point de départ d'une fistule, toujours longue et souvent difficile à guérir.

Le point de suture le plus antérieur sera placé au niveau de la fourchette vulvaire, qu'il servira à reconstituer plus ou moins exactement.

§ 2. — Importance relative, difficultés et accidents des divers temps opératoires.

1er Temps. — Il n'offre rien de spécial, sinon qu'il constitue l'une des originalités du procédé que nous proposons.

2e Temps. — C'est, comme dans toute opération chirurgi-

(1) P. Petit veut que ce fil comprenne successivement une paroi latérale, les tuniques rectales et l'autre paroi latérale. Il faut, en effet, dit-il, « soutenir les sutures périanales en faisant passer les sutures périnéales postérieures dans la profondeur, à travers les parois mêmes du rectum. » Mais, nous devons faire une restriction à ce sujet et déconseiller cette pratique, en raison des inconvénients qu'elle présente, c'est-à-dire, de la production ultérieure possible de la fistule qu'elle prétend éviter. On n'a pour être édifié sur ce point, qu'à se reporter à notre observation inédite, p. 16.

cale bien conduite, le tracé de l'incision qui ne doit intéresser que la peau et une partie du tissu conjonctif sous-cutané. Toutefois il est bon de faire remarquer que l'*incision périnéale* doit être *bien médiane*, afin de sectionner exactement dans leur milieu les fibres du sphincter externe, lesquelles, une fois réunies par première intention autour du nouvel anus, pourront plus facilement et plus complètement reprendre leur fonction et contribuer efficacement à la continence parfaite des matières fécales (1).

3e Temps. — Nous avons déjà fait remarquer que c'est le temps le plus délicat de l'opération, et cela pour plusieurs raisons :

D'abord, il n'est pas toujours facile de bien disséquer d'avec les parties voisines l'anneau fibreux inextensible, qui, dans la plupart des cas, entoure l'abouchement anormal.

En outre, la même difficulté subsiste généralement pour la séparation du rectum d'avec le vagin sur une étendue plus ou moins grande, à la partie la plus inférieure. C'est une véritable dissection artificielle qu'il faut exécuter et qui demande une certaine habileté et beaucoup de prudence. Encore risque-t-on à chaque instant d'ouvrir soit le vagin, soit le rectum : accident minime en fait, mais qui sollicite toute l'attention du chirurgien, car *il doit être réparé immédiatement*. Il n'a, d'ailleurs, aucune influence fâcheuse

(1) P. Petit insiste sur la nécessité de ménager les sphincters ; l'interne par une dissection attentive, en évitant de le détruire au niveau de la cloison recto-vaginale ; l'externe, en pratiquant une incision périnéale bien médiane et, ajouterons-nous, en transplantant l'abouchement anormal exactement au point où devrait se trouver normalement l'anus.

sur les suites, soit immédiates, soit éloignées de l'opération.

On sait que le rectum, dans tout le reste de son étendue, peut être isolé des tissus voisins avec la plus grande facilité. Néanmoins, on doit faire tout son possible pour ménager les pédicules vasculo-nerveux qui se rencontrent un peu partout à sa surface, et qu'il ne faut pas confondre avec des brides fibreuses ; leur section ne peut être que nuisible à la rapide guérison de la plaie opératoire ; ils sont d'ailleurs facilement isolables eux-mêmes et leur présence ne gêne en rien l'opérateur.

On doit attacher la plus grande importance à la nécessité qu'il y a de *libérer le rectum très haut, surtout en avant*, et cela sous peine de voir l'organe, abaissé insuffisamment et à grand'peine, tirer sur les sutures péri-anales et les faire céder : tout est alors à recommencer (1).

Cette difficulté n'a pas échappé aux chirurgiens. Nous avons déjà vu, en effet, que P. Petit veut que l'on pousse aussi haut que possible la dissection de la paroi antérieure du rectum, *afin de faciliter son abaissement ;* seulement nous considérons comme insuffisante l'étendue de 3 centimètres dont il s'est contenté. Dès 1896, M. Kirmisson (2) jugeait nécessaire que « la dissection de la cloison recto-vaginale remonte assez haut pour que le rectum puisse être facilement attiré dans la plaie périnéale ». Et dans la discussion de l'observation à laquelle nous faisons allusion,

(1) « Il est capital de détruire toutes les adhérences anormales du rectum... sinon, on s'expose à un échec complet ou à la persistance d'une fistule. » (Duplay et Reclus, t. VI, p. 700.)

(2) E. Kirmisson, *Bullet. et Mém. de la Société de chirurgie*, 1896, p. 305-306.

M. Pozzi renchérissait encore sur cette opinion, en ajoutant qu' « il est nécessaire parfois de mobiliser très haut le rectum, même en décollant un peu de péritoine, de manière à ce que les sutures ne soient pas tiraillées ».

Nous nous rangerons donc à l'avis de P. Delbet (1) en adoptant 5 *centimètres* comme *étendue minima de la libération du rectum en avant*. En faisant remonter le décollement jusqu'à cette hauteur, on tombera toujours sur le cul-de-sac péritonéal, qu'on décollera lui-même et qu'on refoulera s'il gêne.

Au cas où on viendrait à l'ouvrir involontairement, cela n'aurait aucun inconvénient, l'abouchement vulvaire étant fermé par un fil de soie et les plus minutieuses précautions d'aseptie ayant été prises au préalable. On en serait quitte pour le refermer immédiatement, au moyen d'une suture en bourse au catgut fin; aprèsquoi on poursuivrait l'opération.

4° Temps. — On ne doit pas craindre, ainsi que nous l'avons déjà remarqué, de *multiplier les points de suture* qui unissent la muqueuse rectale à la peau, et cela dans un double but :

1° *Obtenir un affrontement parfait* et, par suite, une réunion rapide ;

2° *Éviter tout espace mort*, foyer facile d'infection toujours possible et toujours à redouter dans une région, sinon constamment, au moins fréquemment souillée par les matières fécales.

Quant à la *section circulaire de l'anneau fibreux*, autre

(1) P. Delbet, *loc. cit.* — Bien que, dans le cas de Delbet, il s'agisse d'une adulte, nous croyons avec M. Marion que cette étendue minima de 5 cm. doit être conservée même quand il s'agit d'un enfant d'un an.

innovation de notre procédé, elle est *indispensable*. C'est cet anneau fibreux, en effet, qui, grâce à son inextensibilité, produit la rétention partielle des matières avant l'opération et la laisse subsister après l'intervention.

Nous ne croyons pas qu'on puisse faire à cette pratique aucune objection sérieuse. Quel inconvénient lui reprocherait-on bien? Celui de sectionner les fibres du sphincter interne? Mais, ou bien ces fibres sont incluses dans l'anneau fibreux, et alors elles ne servent à rien ; ou bien elles sont situées au delà, et, dans ce cas, elles ne sont nullement intéressées.

Il est vrai que cet anneau fibreux n'existe pas toujours ; mais il est fréquent. Et si, dans le cas du professeur Berger, « l'anus était à peu près normalement constitué et pourvu d'un sphincter contractile », il n'en était pas de même dans notre observation inédite, pas plus que dans le cas de P. Delbet, où l'on dut pratiquer un débridement pour faire cesser la rétention partielle qui persistait après l'opération. A quelle autre cause pourrait-on rapporter l'émission constante de matières filiformes, si fréquemment constatée dans des cas analogues, sinon à l'existence de cet anneau fibreux inextensible ?

Donc, quand il existe, il faut toujours le réséquer si l'on veut obtenir une cure radicale et n'avoir pas à pratiquer plus tard une nouvelle intervention (1).

5e Temps. — Lebrun (2) fait remarquer « combien simple.

(1) Cette utilité de conserver le sphincter interne n'avait pas échappé à Rizzoli, qui, dit Stoltz, « insiste sur l'avantage qu'il y a à conserver l'ouverture rectale naturelle *parce qu'elle est déjà munie d'un sphincter* ».

(2) Lebrun (de Namur), *Annales de la Société Belge de Chirurgie*, 6-1897, IV, p. 304-306.

facile et complète est la reconstitution du périnée et de la paroi postérieure du vagin au moyen de la suture profonde avec des fils d'argent, comme dans la périnéorraphie par la méthode de Tait... On se procure ainsi une bonne épaisseur de tissus séparant le rectum de la paroi vaginale postérieure. On obtient un affrontement parfait, tant des lèvres de la peau vaginale que de la plaie périnéale, et le résultat plastique obtenu est réellement très beau. »

P. Petit se montre presque aussi optimiste : « C'est entre les ischions, écrit-il, que la plaie atteint le plus de profondeur. Or, malgré le peu d'extensibilité des parties molles, accolées aux deux os, on arrive très bien à les rapprocher et à prévenir tout espace mort, en ayant soin d'accrocher dans la profondeur, l'angle dièdre vagino-rectal... Enfin, il faut avoir soin de saisir la paroi vaginale en avant comme on saisit la paroi rectale en arrière (1). »

Nous croyons utile de rappeler les réserves que nous avons faites sur cette dernière opinion. Il pourra, en effet, arriver, comme le fait s'est produit dans notre observation inédite, que le fil d'argent, de soie ou de catgut, qui accrochera le rectum dans la profondeur, coupe cette paroi ; d'où épanchement de matières dans la plaie accidentelle ainsi créée et fistule stercorale périnéale, dont la persistance produirait exactement le contraire de ce que l'on voulait obtenir.

Une grande attention de la part du chirurgien sera donc indispensable. Il devra chaque jour examiner lui-même minutieusement la plaie et les sutures. De cette manière, si

(1) P. Petit, *loc. cit.*

l'accident qui nous occupe venait à se produire, il serait à même de le constater immédiatement, et il pourrait, grâce à un drainage parfait et à une minutieuse aseptie du trajet ainsi créé, arriver à obtenir promptement la fermeture de la fistule.

Un dernier point reste à éclaircir. Doit-on établir le nouvel anus exactement à la place où il aurait dû se trouver normalement ou bien un peu plus haut ? C'est une question dont nous ne nous serions point occupé si elle n'eût été soulevée et si les avis sur ce point n'étaient partagés.

« La suture périanale la plus postérieure, dit P. Petit, doit être placée au voisinage même du coccyx (ou de sa terminaison normale quand il est absent...) c'est-à-dire, *un peu en arrière de l'emplacement de l'anus normal*, en vue de la tendance qu'a toujours l'anus anaplastique à se reporter en avant, du fait du passage des matières et de la longueur plus grande du rectum en arrière. C'est dans le même but qu'on incise profondément les tissus vers le sacrum pour y loger le rectum et qu'il faut veiller à diviser le sphincter interne aussi bien en arrière qu'en avant (1). »

Gunther, au contraire, dans sa thèse, recommande « d'implanter, s'il est possible, le rectum à la place normale de l'anus, de telle façon que le muscle sphincter externe, qui existe presque constamment, continue à fonctionner et que de ce chef la continence se rétablisse (2). »

Nous nous rangeons entièrement à cette dernière opinion pour les raisons suivantes :

D'abord, si le rectum a été suffisamment libéré en avant,

(1) P. Petit, *loc. cit.*

(2) A. Gunther, *Ueber Atresia Ani*. Thèse de Bonn, 1902.

ainsi que nous le recommandons, le nouvel anus n'aura aucune tendance à se reporter en bas.

De plus, l'incontinence, totale ou partielle, étant le grave inconvénient post-opératoire que l'on doit toujours redouter, on n'a pas le droit de renoncer au bénéfice considérable que peut procurer l'utilisation aussi parfaite que possible de fibres sphinctériennes qui existent toujours, et qu'une incision bien médiane a déjà cherché à ménager le plus possible.

En résumé, si la *transplantation de l'anus au périnée* est une opération délicate, elle *ne présente pas de difficultés particulières*, et, avec une technique aussi bien réglée que celle que nous proposons, le chirurgien averti s'en tirera tout aussi aisément que d'une colpopérinéorraphie ordinaire.

Quant aux trois accidents, ou plutôt incidents, qui peuvent se produire au cours de l'intervention :

Ouverture du vagin ;

Ouverture du rectum ;

Ouverture du cul-de-sac de Douglas,

ils ne présentent, en raison de l'aseptie opératoire, *aucune importance.* C'est tout au plus s'ils allongent de quelques minutes la durée de l'opération, et ils ne doivent être mentionnés que pour mémoire.

Enfin, nous croyons bon de faire remarquer que les *soins post-opératoires* ont une *importance capitale*, si l'on veut éviter l'infection des points de sutures et les accidents consécutifs dont nous avons déjà parlé.

Le *pansement* sera fait à la gaze aseptique, simplement stérilisée ou salolée : on évitera la gaze iodoformée dans une région qui n'est déjà que trop exposée naturellement à l'irritation. Ce pansement sera renouvelé au moins 3 fois par jour et, autant que possible, par le chirurgien lui-même, avec les mêmes précautions d'aseptie que pour l'opération. Les matières fécales seront essuyées avec des tampons montés de ouate stérilisée. On pratiquera ensuite, avec ces mêmes tampons, un lavage de la région à l'eau bouillie simple ou additionnée d'acide borique ou de sublimé à 1/4.000, et on remettra un pansement aseptique comme après l'opération.

Nous jugeons inutile de recommander de nouveau la surveillance attentive de l'état des sutures.

§ 3. — Pronostic de l'opération et résultats.

Ce paragraphe pourrait se résumer en deux propositions :

Les dangers que fait courir l'opération elle-même sont nuls.

Les résultats immédiats ou éloignés sont généralement bons, souvent excellents, rarement médiocres ou nuls.

Il ressort, en effet, de notre observation inédite ainsi que de toutes celles que nous relatons, que les *risques* de cette opération sont *insignifiants*, puisque aucune intervention n'a été suivie de mort : bien plus, en aucun cas et à aucun moment il n'y a eu danger de mort (1).

On peut donc affirmer que la transplantation de l'anus

(1) Citons, à ce sujet, les très justes réflexions de Buckmaster : « En considérant les dangers de l'opération, il ne faut pas oublier que tous les cas fatals remontent à une époque où l'aseptie en chirurgie n'était pas connue ou acceptée universellement. L'opération que je décris n'est pas plus dangereuse que celle qui consiste à réparer un sphincter déchiré. » (A. Buckmaster, *New York medical Journal*, 1894, LX, p. 168-170.)

au périnée est une *opération essentiellement bénigne*, et cela *à tous les âges de la vie*. Les nombreuses et intéressantes observations que nous avons réunies comportent des interventions pratiquées depuis les premières semaines de la vie (40 jours dans le cas de Grossich, 3 mois dans celui de Galtier) jusqu'à l'âge adulte : 19 ans dans le cas de Roux, 30 ans dans celui de P. Delbet.

Il va sans dire que l'intervention est d'autant mieux supportée que le sujet est plus vigoureux. Et, à cet égard, toutes choses étant égales d'ailleurs, si le jeune enfant la tolère assez bien, au delà d'un an elle est bien mieux supportée encore. L'enfant de 5 à 10 ans n'en est guère incommodé, et c'est, chez l'adulte, une opération des plus inoffensives.

Le pire qui puisse arriver, c'est que, pour une raison ou pour une autre (sutures qui cèdent, fistule périnéale secondaire, etc.), les choses restent à peu près dans l'état où elles étaient avant l'intervention. Mais alors il n'y a de perdu que le bénéfice de l'opération. On en est quitte pour recommencer. Et souvent on verra céder à une deuxième ou troisième tentative l'infirmité qui avait résisté à une première opération.

A propos de la facilité de l'intervention et de la rapidité du résultat, Pincus fait remarquer que « plus l'orifice anal est bas situé, meilleur est le pronostic de l'opération, l'anus vestibulaire étant de tous le plus favorable » (1).

Ainsi, les *résultats immédiats* de la transplantation de l'anus au périnée sont *généralement bons*, *quelquefois*

(1) B. Pincus, *Samml. klinische Vortr.*, Leipzig, 1893, n° 80.

excellents. Chez la fillette de 5 mois opérée par M. Kirmisson, en 1896, l'anus périnéal, au bout de 11 jours, fonctionnait déjà d'une manière satisfaisante. Les résultats immédiats dans l'observation de Galtier (enfant de 3 mois) sont également parfaits (1). La malade de P. Petit était âgée de 10 ans, et on avait obtenu un résultat semblable 6 semaines après l'intervention. Il en fut de même enfin chez l'opérée de Roux, de Lauzanne, qui avait 19 ans.

Quant aux *résultats éloignés* de la transplantation de l'anus au périnée, telle que nous la proposons, ils sont, ainsi que les résultats immédiats, au moins égaux sinon supérieurs à ceux obtenus par les autres procédés. Or, ces derniers, de l'avis unanime des chirurgiens et d'après l'étude des observations rapportées, n'ont donné, depuis quinze ans, que d'excellents résultats. Dans le cas de Lebrun, de Namur (enfant opérée à 7 mois), cinq mois après l'opération, l'anus fonctionnait très bien. L'opérée de P. Delbet (femme de 30 ans) présente, 8 mois après l'intervention, un anus en bonne place et non béant, et c'est à peine s'il y a incontinence des gaz. Mais on doit faire remarquer, à propos de cette observation, que, chez une femme de cet âge, les tissus n'ont plus la même élasticité que dans l'enfance et que la croissance ultérieure n'intervient plus pour redonner progressivement aux parties leur configuration et leur fonctionnement normal. Enfin, dans le cas pourtant si complexe du professeur Berger, nous voyons que « l'intervention chirurgicale a été suivie de la restitution aussi complète que possible de la disposi-

(1) Des résultats éloignés il n'est pas fait mention dans l'observation.

tion normale des parties et du retour des fonctions intestinales (et génitales) à leur état physiologique». L'opérée, « revue quelques années après, retenait parfaitement les matières, même liquides, et les gaz » (1).

Ainsi les *résultats fonctionnels* de l'opération de la transplantation sont toujours bons, quelquefois parfaits.

Nous n'avons trouvé aucune observation de femmes ainsi traitées et ayant accouché ultérieurement, pour nous permettre de nous faire une opinion justifiée sur ces mêmes *résultats*, au point de vue *génital*. Tout porte à croire néanmoins qu'ils doivent être excellents.

Quant au point de vue que nous pouvons qualifier d'*esthétique*, les *résultats* sont également très encourageants. Ils ont été tels dans un certain nombre de cas et, entre autres, dans l'observation inédite de M. Marion, que les traces de l'anomalie sont devenues presque invisibles. La planche que nous reproduisons d'après la thèse de T. Gouriane montre que, même chez l'adulte, ils sont remarquables (v. p. 136).

§ 4. — Originalité et supériorité du procédé que nous proposons, comparé aux autres et en particulier à celui de Rizzoli.

Nous ne nous attarderons pas à faire le procès des anciens procédés opératoires, autrefois employés pour remédier aux abouchements du rectum à la vulve, tels que la *ponction*, intervention inutile, aveugle et, par suite, dange-

(1) P. Berger, *loc. cit.*

reuse; ou l'*incision simple*, droite ou cruciale, opération insuffisante et peu chirurgicale, fût-elle même suivie de la suture de l'ampoule rectale à la peau (1).

(1) « On a proposé d'inciser le périnée, de mettre à nu l'ampoule rectale et de la suturer à la peau. Mais ce procédé, dû à Giraldès, est mauvais, parce qu'il arrive que la rétraction de la région antérieure est plus forte que les sutures, et j'ai déjà vu deux cas de récidive après cette opération. » (E. KIRMISSON, *Revue internat. de médec. et de chirurg.*, 25 février 1904.)

« Le simple abouchement d'un point quelconque de la paroi rectale à la peau périnéale est une opération de nécessité, utile, mais ne donnant que les apparences d'une guérison : l'orifice est nécessairement incontinent... En outre... par cet orifice, le rectum peut, à la longue, venir prolaber. » (P. DELBET.)

Citons enfin les critiques si judicieuses d'Aveling : « Quelquefois... on a pratiqué à travers le périnée une ouverture menant dans le rectum, à la place où aurait dû normalement se trouver l'anus. La principale objection à cette pratique est l'effort constant de la nature pour refermer cette ouverture artificielle. Dans quelques cas, on n'a obtenu aucun soulagement de ce chef. Mais néanmoins, quand l'opération paraît indiquée, il faut encore compter avec l'orifice vulvaire. On rapporte bien un cas où cet orifice s'est obturé spontanément. Mais cet heureux résultat est exceptionnel. L'application répétée de caustiques ne suffit même pas toujours à procurer le résultat désiré. On devrait, d'après Curling, après l'établissement de l'anus artificiel, arriver à suturer les lèvres de l'orifice anormal.

« Vicq d'Azyr introduit une sonde cannelée à travers l'abouchement vulvaire et divise d'avant en arrière la peau et le rectum jusqu'au point où doit normalement se trouver l'anus. Il empêche ainsi les matières fécales de s'écouler par la vulve. Mais *il supprime le périnée : son opération est donc défectueuse*. Dieffenbach fend le périnée de la même manière, mais il isole le rectum des parties avoisinantes et le fixe à l'angle coccygien de son incision. Ultérieurement il reconstitue le périnée.

« Rizzoli a perfectionné le procédé de Dieffenbach en incisant le périnée sans ouvrir le rectum. Celui-ci est soigneusement libéré de ses adhérences et transplanté en arrière, en suturant l'orifice vulvaire à la peau, au point où doit normalement se trouver l'anus. C'est incontestablement la meilleure opération pratiquée jusqu'à ce jour, car elle respecte l'action du sphincter, qui est sacrifié par les autres méthodes... » (J. H. AVELING, A case of congenital vulvar anus cured by operation. *Lancet*, 20 déc. 1884, t. II, p. 1085-1086.) (Traduction de l'auteur.)

Quant aux procédés modernes, résumés par les trois noms de *Dieffenbach, Nélaton* et *Rizzoli*, ils peuvent être qualifiés indistinctement de *transplantation de l'anus au périnée*, bien que ce terme soit de création récente, car il n'y a pas entre eux de différence essentielle.

Comment, en effet, se comportait Nélaton ? Il faisait en une seule séance exactement ce que Dieffenbach accomplissait en deux opérations distinctes.

Et en quoi le procédé de Rizzoli diffère-t-il de celui de Nélaton, sinon en ce que le premier fait une incision périnéale rectiligne, tandis que le second pratiquait l'incision cruciale, classique à son époque ?

Si la *transplantation de l'anus au périnée* est actuellement désignée sous le nom de *méthode de Rizzoli*, cela tient uniquement à ce fait que le chirurgien de Bologne, ayant eu la bonne fortune de pratiquer une demi-douzaine de ces interventions, n'a pas négligé de donner à ses observations la plus large publicité. Mais ce fait n'est pas unique ; et, à l'heure actuelle, le professeur Kirmisson, à lui seul, a opéré une dizaine de cas semblables, presque tous avec un entier succès. Aussi, Ferraresi met-il les choses exactement au point, quand il écrit : « Dans ces cas... le meilleur procédé opératoire est celui qui a été conseillé par Dieffenbach, modifié par Nélaton et pratiqué avec succès par Rizzoli (1). »

(1) « Ce qu'il faut faire, dit Kirmisson, c'est, en suivant les indications de Rizzoli, de Bologne, mises en pratique par Nélaton, *désinsérer* l'anus anormal, situé à la vulve, d'avec la partie antérieure du rectum et le suturer à la peau : c'est ce que j'ai décrit sous le nom de *transplantation de l'anus*. Ce procédé, que j'ai employé huit fois, donne des succès constants. »
E. Kirmisson, Les imperforations et anomalies de l'anus et du rectum

Les raisons de la supériorité de la transplantation sur les autres méthodes sont clairement mises en évidence, dès l'année 1874, dans un remarquable rapport de Reibel :

« Si les opérées de Rizzoli ont été guéries d'une manière si complète, c'est parce que l'habile opérateur avait rétabli chez elles les rapports anatomiques naturels entre l'extrémité de l'intestin rectum dévié, mais muni de son sphincter propre, et le sphincter anal ou externe, développé sur place ; et ainsi le fonctionnement rectal ne laissa rien à désirer, bien que le périnée fût réduit à 6 millimètres, réduction périnéale que subissent, d'ailleurs, beaucoup de femmes, après des déchirures occasionnées par la parturition et subséquemment cicatrisées (1). »

Si l'on veut une démonstration absolument probante, on n'a qu'à se reporter à la si intéressante observation de P. Delbet (p. 128), qui a toute la valeur d'une expérience de laboratoire : sa malade, en effet, avait été, à l'âge de 7 mois, traitée par l'abouchement de l'ampoule rectale à la peau, au niveau de la dépression anale existante. Mais le résultat, bon en apparence au début, était déplorable quelques années plus tard, puisqu'il y avait incontinence considérable des matières et totale des gaz. La fermeture de l'anus périnéal et l'abouchement, à sa place, de l'orifice vulvaire anormal donnèrent, entre les mains de P. Delbet, un résultat

et leur traitement. *Revue internationale de médecine et de chirurgie*, 1904, t. XV, p. 49-56.

Remarquons à ce sujet que la dernière et inédite observation que nous rapportons constitue un cas de plus à l'actif de M. Kirmisson.

(1) Reibel, De l'anus vulvaire et de diverses ouvertures et fistules recto-vulvaires et recto-vaginales et de leur traitement. (*Gaz. méd. de Strasbourg*, 1874-75, t. XXXIV, p. 78-81.

remarquable, qu'on avait à peine le droit d'espérer, étant donné l'âge de la malade, 30 ans, et l'intervention antérieure.

Quel est donc le manuel opératoire suivi par Rizzoli ?

Stoltz, dans un intéressant rapport fait à la Société de médecine de Strasbourg, le 2 mai 1867, le résumait en ces termes : « Contrairement à ce qui a été proposé et pratiqué le plus souvent, M. Rizzoli commençait par mettre l'extrémité inférieure du rectum à nu, en incisant le périnée dans la direction du raphé, de la fourchette au coccyx ; ensuite, il isolait l'ampoule rectale de toutes parts, détachait facilement l'intestin de son lieu d'insertion vicieuse, en cherchant à conserver le sphincter *supposé exister* autour de l'orifice ; et, ramenant l'intestin isolé en arrière, vers le coccyx, il le fixait à son lieu normal par plusieurs points de suture. Cela fait, il refermait le périnée en réunissant les deux lèvres de la plaie qu'il avait pratiquée d'abord pour mettre le rectum à nu.

« On le voit, c'est à peu près le procédé que Dieffenbach a indiqué en 1826 ; mais ce que l'opérateur de Berlin a fait en deux temps éloignés, M. Rizzoli l'a fait en un, en une opération au lieu de deux. »

Nous en trouvons également une bonne description dans le *Traité de chirurgie* de Duplay et Reclus, sous la signature de MM. Faure et Rieffel (1).

(1) « Dans une même séance, on ferme le trajet anormal et on crée un anus artificiel. Les procédés sont multiples... Le plus usité est celui de Rizzoli. Il n'est, d'ailleurs, qu'un dérivé direct d'une méthode préconisée depuis longtemps déjà par Dieffenbach et Nélaton. Kirmisson le désigne sous le nom de *transplantation de l'anus au périnée*. Le traitement d'un anus vulvaire nous servira de type pour la description de ce procédé.

On mène une incision de la commissure postérieure de la vulve à la pointe du coccyx. Les téguments sectionnés, on découvre l'ampoule rectale et on la libère minutieusement. *On introduit alors le doigt dans*

Il est vrai que, dans le *Traité de chirurgie clinique et opératoire* de Le Dentu, P. Delbet semble confondre avec l'opération de Rizzoli celle qui laisse subsister le trajet anormal, c'est-à-dire l'opération d'Amussat et celle qu'on pratique en deux temps, c'est-à-dire l'opération de Dieffenbach (1).

Nous devons ajouter toutefois que, dans sa communication au XIVe Congrès de chirurgie, M. Delbet adopte une opinion plus rationnelle : « La transplantation de l'anus, écrit-il, a l'avantage de donner un résultat plus voisin de la normale. Le sphincter anal fait aussi défaut ; mais, grâce au releveur conservé, on obtient une continence assez marquée. Enfin, on conserve, par ce procédé, entre la peau et la muqueuse, une zone de transition normale, grâce à laquelle le glissement de la muqueuse et le prolapsus se trouvent évités. »

l'anus vulvaire, et, à l'aide de ciseaux mousses, on l'isole des parties voisines. Dans cette dissection de l'anus et du rectum, il importe de ménager avec soin les tuniques de l'intestin. La libération terminée, la partie inférieure du rectum est amenée et fixée sans difficultés dans l'angle postérieur de l'incision périnéale. On termine en reconstituant le périnée. » (T. VI, p. 700.)

(1) Le procédé opératoire « le plus usité est celui de Rizzoli, que Kirmisson qualifie de *transplantation de l'anus au périnée. Ce n'est au fond qu'une proctoplastie.* Voici quelles doivent être les grandes lignes de l'opération. Il faut, à mon sens, toujours commencer par inciser le périnée. Dans les cas d'anus vulvaires ou vaginaux, on trouve facilement le rectum, d'autant plus qu'on peut introduire par l'anus anormal une sonde qui sert de guide.

» Quand l'orifice anormal s'ouvre dans le vagin ou à la vulve, il se trouve transformé en fistule vaginale ou vulvaire dès que l'anus a été rétabli en bonne place. *Cette fistule n'a pas de grands inconvénients*, et souvent elle s'oblitère spontanément. Il n'est donc pas indispensable de chercher à la fermer dans la même séance opératoire. Je suis convaincu qu'il n'y a que des avantages à le faire ; mais ce n'est pas une nécessité. » (T. VIII, p. 397.

Enfin, P. Petit, en quelques lignes, décrit d'une façon claire et précise la technique de l'opération de Rizzoli :

« Elle comprend, dit-il, les temps suivants :

« 1° *Incision longitudinale suivant le raphé périnéal et jusque vers le coccyx, incision que l'on creuse jusqu'à rencontre de l'ampoule rectale ;*

« 2° *Dissection de l'ampoule rectale prolongée assez haut en avant pour que l'orifice puisse être facilement transposé ;*

« 3° *Incision verticale et profonde vers le sacrum pour y loger la portion abaissée du rectum ;*

« 4° *Suture de l'orifice intestinal à la peau, après l'avoir débridé, s'il est trop étroit, du côté de l'ampoule ;*

« 5° *Enfin, suture du périnée* (1). »

On voit que ce manuel opératoire diffère considérablement de celui que nous avons proposé, d'après M. Marion, et minutieusement décrit. Examinons rapidement en quoi consiste la supériorité incontestable de ce dernier :

1. — En premier lieu, nous faisons, *au début et d'un seul coup, le tracé complet de l'incision*, circulaire d'abord, rectiligne ensuite, ce qui est tout à fait chirurgical et n'est pas dépourvu d'élégance.

2. — Nous érigeons en principe la *fermeture préalable*,

(1) P. PETIT, *loc. cit.* Il est curieux de noter combien cette opération a été mal comprise par beaucoup de chirurgiens. Ainsi, voici ce que nous lisons dans un livre paru en juillet 1904 : « Le procédé de choix (Rizzoli) est la transplantation de l'anus : par une incision périnéale on libère le rectum et on le fixe au périnée. *L'orifice anormal, ne donnant plus passage à des matières fécales, se ferme spontanément.* » (E. ESTOR, *Guide pratique de chirurgie infantile*, p. 36.)

Ce n'est pas là le procédé de Rizzoli, c'est celui de Vicq d'Azyr.

au moyen d'un long et fort fil de soie, *de l'abouchement anormal ;* ce qui n'avait jamais été ni pratiqué ni proposé jusqu'ici. Nous rejetons par là même d'une façon absolue l'introduction de l'index gauche dans le rectum pour en faciliter la désinsertion, aussi bien que l'introduction d'une sonde, dont l'utilité est contestable et qui peut être dangereuse.

Cette innovation constitue déjà, à elle seule, un perfectionnement marqué sur le procédé de Rizzoli.

En premier lieu, en effet, elle met, pendant la plus grande partie de l'intervention et d'une façon parfaite, le *champ opératoire à l'abri de toute souillure* de la part des matières fécales, toujours susceptibles de s'échapper de l'ampoule rectale, quelles que soient les précautions que l'on ait prises pour éviter cet inconvénient.

En outre, elle *évite au chirurgien d'infecter l'un de ses doigts au cours de l'opération*, en l'introduisant dans le rectum, tout en lui permettant de soulever et de mobiliser ce dernier selon les nécessités de la dissection.

C'est là un double avantage qui n'est pas à dédaigner, car le résultat définitif de l'intervention est directement subordonné à l'attention minutieuse qui aura été apportée à l'asepsie opératoire et post-opératoire. Nous croyons même que la commodité procurée par cette pratique est telle que le chirurgien pourrait, à la rigueur, pratiquer cette opération sans aide autre que celle du chloroformisateur.

3. — Nous réglons la *libération du rectum* d'une façon logique, *en commençant par le point difficile* : la dissection de *la partie fibreuse de l'orifice anormal*, et en continuant par les parties latérale, puis postérieure. Ce moment délicat

et important de l'opération n'avait jamais été, je ne dis pas traité, mais même effleuré par les auteurs (1) ; et les observations recueillies nous montrent les chirurgiens, arrivés à cette partie de l'intervention, se comporter un peu au hasard, chacun à sa manière, selon l'inspiration du moment. Rien de curieux à cet égard comme la lecture des interventions pratiquées dans les observations que nous avons réunies à la fin de notre travail.

4. — Enfin, par une dernière innovation, et non des moins importantes, nous prescrivons, comme une *règle absolue* et une nécessité indispensable, la *résection circulaire de l'anneau fibreux inextensible* qui entoure l'abouchement anormal, quand cet anneau existe, ce qui est, croyons-nous, le cas le plus fréquent.

C'est à la négligence de cette précaution élémentaire qu'il faut, croyons nous, rapporter la plupart des insuccès signalés, entre autres et surtout la persistance de la rétention partielle des matières fécales après la transplantation.

Rien d'étonnant, en effet, à ce que l'anneau inextensible, qui ne laissait passer qu'imparfaitement les fèces par son étroit orifice, quand le rectum s'ouvrait à la vulve, les retienne de même partiellement, après qu'on a transplanté cet orifice tel quel au périnée.

Sans doute, il restait un remède : le débridement ultérieur. Mais cette pratique, outre qu'elle est fort peu chirur-

(1) P. Petit ne semble guère soupçonner ces difficultés lorsqu'il écrit : « Le rectum, après s'être abouché à la vulve, s'élève, en restant accolé assez près au vagin. Mais la cloison de séparation n'est jamais tellement mince ni résistante qu'elle offre de grandes difficultés de dissection. » (P. Petit, *loc. cit.*)

gicale, était parfois pire que le mal, car elle risquait de déterminer l'inconvénient contraire, je veux dire l'incontinence. En effet, en débridant, on ne pouvait faire que de l'*à peu près*, et on sectionnait au hasard anneau, sphincter interne, sphincter externe, sans préjudice du fait que la cicatrice fibreuse, obtenue par seconde intention, risquait de rétrécir de nouveau l'orifice et de nécessiter ainsi plus tard une nouvelle intervention.

§ 5. — Application du manuel opératoire proposé aux abouchements vaginaux du rectum

« Ce même procédé, dit M. le professeur Kirmisson à propos de la transplantation de l'anus au périnée pour anus vulvaire, pourra être de mise dans les cas un peu plus graves, où l'anus, au lieu de s'ouvrir à la fourchette, s'ouvrira à la partie inférieure du vagin (1). »

Les observations recueillies par nous justifient pleinement cette assertion. Quelques-unes, en effet, se rapportent incontestablement, et plusieurs autres semblent se rapporter, à des *abouchements vaginaux* du rectum.

Ainsi, la petite malade de Buckmaster présentait un abouchement vaginal haut situé (2).

L'observation de Figini semble avoir trait à un abouchement vaginal du rectum bas situé, plutôt qu'à un abouchement vulvaire (3).

(1) E. Kirmisson, *Revue internat. de méd. et de chirurg.*, 25 février 1904.
(2) Voir observ. VI, p. 103-106.
(3) Voir obs. IX, p. 111-112.

Il en est de même de celles de Freemann, de Fitz-Gerald, de Steele.

Enfin, dans le cas de Lebrun, il s'agit d'un abouchement vaginal situé à 1 centimètre et demi en arrière de l'hymen.

Or, l'étude de ces mêmes observations nous montre que ces diverses malformations ont pu être traitées par la *transplantation de l'orifice au périnée* et qu'elles ont guéri sans plus d'incidents ou de difficultés que dans le cas de simples abouchements vulvaires du rectum.

Mais la technique que nous avons proposée présente, elle aussi, l'avantage de pouvoir s'appliquer presque intégralement, c'est-à-dire avec de légères modifications, aux *abouchements vaginaux* aussi bien qu'aux abouchements vulvaires du rectum.

Deux cas, en effet, peuvent se présenter :

a) Ou bien l'orifice anormal est situé *dans le voisinage de la fourchette vulvaire*, à une distance de la face postérieure de l'hymen qui n'excède pas quelques millimètres ;

b) Ou bien, au contraire, cet orifice s'ouvre *plus haut*, voire *au voisinage du col de l'utérus*.

Dans la première éventualité, l'hymen, quand il existe, ayant été préalablement sectionné, ou mieux réséqué circulairement, le manuel opératoire précédemment décrit trouve son application intégrale : on ferme d'abord, au moyen d'une suture en bourse ou d'un surjet, par un fil de soie, l'orifice anormal ; puis on circonscrit cet orifice et on

(1) Voir observ. X, p. 112 ; XIV, p. 120 ; XVI, p. 122.
(2) Voir observ. XII, p. 115-116.

prolonge inférieurement l'incision vers le coccyx, en intéressant successivement la muqueuse vaginale qui s'étend de l'abouchement anal à la face postérieure de l'hymen, la fourchette et le périnée. A ce moment, on isole le rectum comme il a été expliqué au 3e temps de l'opération, et ainsi de suite.

Le seul *temps spécial* sera la *reconstitution de la partie inférieure de la paroi vaginale postérieure*. Pour ce faire, avant la fermeture du périnée, on réunira par une suture au catgut, à la soie, ou au crin de Florence (surjet ou points séparés) les deux lèvres de la solution de continuité béante laissée par la dissection et l'abaissement de l'orifice anormal et par la portion vaginale de l'incision qui en part.

Dans les cas où l'*abouchement anormal du rectum* est *haut situé* sur la paroi postérieure du vagin, on devra modifier légèrement la succession des divers temps opératoires, *le second devenant le premier et inversement*. Il est de toute évidence, en effet, qu'avant d'obturer par un surjet l'orifice anormal, il faudra commencer par le rendre accessible.

Dans ce but, on sectionnera les tissus périnéaux, en commençant au niveau de la fourchette vulvaire et en dirigeant l'incision, progressivement creusée, *d'abord*, *vers l'orifice anormal*, en avant; ensuite, vers le coccyx, en arrière. Ce premier temps est *analogue au deuxième temps*, *légèrement modifié*, de l'intervention-type.

A ce moment, dans un deuxième *temps*, on obturera avec un fil de soie *l'orifice anormal*, *que l'on circonscrira alors seulement* par une incision circulaire ou elliptique.

Le reste de l'opération se poursuit, *comme dans le cas*

précédent, toujours avec le *temps spécial* pour la *reconstitution de la paroi vaginale postérieure*, immédiatement avant la réfection du périnée.

CHAPITRE V

INDICATIONS ET CONTRE-INDICATIONS DE L'OPÉRATION. MOMENT DE L'INTERVENTION

Il faut toujours opérer un abouchement vulvaire ou vaginal du rectum.

Il n'existe aucune contre-indication à l'opération.

Cette opinion qui, au premier abord, peut paraître un peu absolue, demande à être justifiée.

On doit toujours opérer, parce que l'intervention n'offre aucun inconvénient et présente de nombreux avantages.

Nous avons déjà montré que l'opération ne met jamais en danger les jours du sujet : elle devient même d'une très grande bénignité, si elle est bien conduite.

De plus, elle sauvegarde chez la malade une santé toujours exposée à être sérieusement altérée par une rétention plus ou moins considérable des matières fécales et les troubles profonds de la nutrition qui peuvent en être la conséquence.

Elle rend à la vie normale un être affligé d'une infirmité qui, lorsqu'elle n'est pas grave, est au moins dégoûtante et peut conduire l'adulte à l'hypocondrie et au suicide.

Bien plus, elle lui permet d'aspirer à l'amour, au mariage et à la maternité, c'est-à-dire de remplir son rôle social.

Montrons maintenant qu'il n'existe à l'opération aucune contre-indication *spéciale*.

Celle, en effet, qui est constituée par la présence d'autres malformations incompatibles avec l'existence, ou par un état de cachexie très avancée, est d'ordre *général*, et s'applique à toute intervention chirurgicale, de quelque nature qu'elle soit : nous n'avons donc pas à nous en occuper.

Restent les deux objections tirées, d'une part, du jeune âge ; d'autre part, de l'absence totale de troubles fonctionnels.

Nous allons voir un peu plus loin, avec observations probantes à l'appui, que la question de jeune âge est à peu près indifférente, puisqu'on a opéré, avec un succès constant, depuis la sixième semaine après la naissance.

Quant au fonctionnement parfait de l'orifice anormal avec un état de santé florissant, nous croyons, contrairement à l'opinion de Puech (1) et de Buckmaster (2), que, loin d'être une contre-indication, il constitue au contraire une indication formelle d'intervenir ; et cela, en raison des avantages physiques, moraux et sociaux conférés par une intervention méthodiquement conduite.

(1) Thèse citée.

(2) « Il convient de diviser les cas en deux catégories. La première comprend les malades qui défèquent à volonté, et la seconde, celles qui ont de l'incontinence fécale.

La première classe n'est pas nombreuse. Mais, si les intéressées prennent toutes les précautions de propreté, et que l'ouverture anormale soit assez large pour laisser passer des matières moulées, je ne conseille pas l'opération. Une petite irrigation après chaque selle sera suffisante pour que la malade se porte bien. » (Buckmaster *loc. cit.*)

Bien mieux, il y a, en pareil cas, une certitude plus grande que l'opération sera parfaitement bien supportée, en raison du fait que le chirurgien pourra choisir le moment qui lui paraîtra le mieux approprié à l'intervention.

Une question intéressante se pose maintenant : *A quel moment doit-on pratiquer l'intervention ?*

Il y a lieu de distinguer, au point de vue de l'âge auquel on peut ou on doit recourir à l'opération, trois sortes d'interventions :

a) L'intervention *immédiate* : c'est celle qu'on pratique *aussitôt après la naissance*, ou après la constatation de l'infirmité, ou mieux dans les deux ou trois jours qui suivent. C'est dans cette catégorie que rentrent les opérations d'urgence, commandées par une atrésie complète ou presque complète de l'orifice anormal.

b) L'intervention que je qualifierai de *précoce* est celle pour laquelle le chirurgien attend que l'enfant se soit suffisamment développée et fortifiée pour supporter plus facilement l'opération et en retirer plus de bénéfices. C'est *entre douze et dix-huit mois* qu'on opère en pareil cas et nous en verrons plus loin la raison.

c) Enfin, l'intervention *tardive* consiste à ne rien faire avant l'âge de 5 ou 6 ans, voire même avant la puberté ou l'âge adulte.

Si les anciens auteurs ont été partagés sur ce point, les chirurgiens actuels sont bien près de s'entendre. Les partisans de l'intervention immédiate (cas d'urgence exceptés, bien entendu), sont rares, et ceux de l'intervention tardive se comptent :

« Aussitôt après l'accouchement, dit Becco, on doit tenter la formation d'un anus périnéal, lequel offre de grandes chances de succès, même dans les cas où le rectum est profondément situé (1). » Gunther, dans sa thèse, veut aussi qu'on opère dès la naissance, mais seulement le deuxième ou le troisième jour, et non le premier, parce que le rectum n'est pas encore plein de méconium et que sa réplétion facilite l'opération.

Parmi les auteurs dont nous rapportons les observations, Fitz-Gerald est le seul qui, à une fillette de 3 ans en bonne santé, conseille d'ajourner à plus tard l'intervention (2).

Mettons-nous maintenant en présence d'un cas relativement fréquent. Il s'agit d'une fillette âgée de quelques semaines ou même de quelques jours. L'abouchement vul-

(1) A. Becco (ouvrage mentionné dans la bibliographie).

(2) Voir l'observation détaillée, p. 120. (Obs. XIV). Winternitz, dans un cas analogue, avait également conseillé l'expectative. R. Winternitz, Ein Fall von Atresia Ani mit Einnumdung des Rectums in Vestibulum Vag. *Prad. Med. Wochenschr.*, 1883, VIII, 149. — Il s'agissait d'une fillette de deux mois, présentée à la clinique des Enfants-Assistés de Prague, et dont l'examen permit de constater les particularités suivantes : « Partant de la commissure postérieure des grandes lèvres, on voit une crête qui se dirige vers le coccyx et qui présente vers son milieu une petite dépression ; mais cette dépression, mesures prises, ne correspond pas à l'emplacement normal de l'anus qui est absent. La longueur de cette crête est de 24 millimètres. En écartant les cuisses et les grandes lèvres, on aperçoit à la partie inférieure, au-dessous de la membrane hyménéale, un trou de 1 millimètre de diamètre, par lequel s'échappent les matières fécales. Le diamètre de cet orifice devient double au moment de la défécation. En temps ordinaire, il admet une sonde fine dont le bec, une fois introduit, se dirige en haut et en arrière et est senti facilement, à travers le périnée palpé par les doigts de l'autre main. L'enfant urine bien. Rien d'anormal au vagin ni à l'hymen, qui est labié. »

Le chirurgien ne conseille pas d'opération pour le moment. Si des complications ultérieures le décident à pratiquer une intervention, il aura recours au procédé de Dieffenbach (deuxième manière).

vaire ou vaginal du rectum est tout à fait insuffisant et les conséquences d'une obstruction précoce ne tarderont pas à menacer sérieusement la vie de l'enfant. L'intervention immédiate s'impose, cela ne fait l'objet d'aucun doute. Seulement, allons-nous d'emblée avoir recours à la transplantation, ou bien nous contenterons-nous provisoirement d'une opération simplement palliative : Amussat ou débridement, réservant pour une époque ultérieure l'intervention radicale ? Sur ce point encore, les opinions diffèrent.

Duplay et Reclus, à la suite de la plupart des auteurs qui ont traité la question, prêchent la solution provisoire : « Si l'abouchement vicieux, écrivent-ils, est insuffisant pour livrer passage aux matières, l'intervention s'impose avec le même caractère d'urgence que dans les imperforations. *Le meilleur procédé est alors le plus rapide* : une sonde cannelée introduite dans l'orifice anormal vient faire saillie sous les téguments et indique le siège de l'ampoule rectale. On incise à ce niveau téguments et intestin. Quelques points de suture réunissent la muqueuse à la peau et on remet à une époque ultérieure la fermeture de l'ancien anus devenu fistule recto-vulvaire, recto-vaginale ou recto-scrotale (1). »

Un certain nombre d'opérateurs n'ont pas cru devoir se soumettre à ces conseils d'une prudence louable, mais exagérée, et les faits sont venus donner raison aux chirurgiens audacieux.

L'intervention radicale d'emblée n'a aucun inconvénient malgré le jeune âge du sujet. Sans doute, il est incontes-

(1) Duplay et Reclus, Article Rectum, par Faure et Rieffel, déjà cité.

table que l'enfant qui a atteint ou dépassé la première année offre plus de résistance que le nouveau-né. Mais il n'en est pas moins vrai que l'intervention de Grossich (1), pratiquée quarante jours après la naissance, par le procédé de Dieffenbach-Rizzoli, fut couronnée d'un plein succès.

La fillette dont parle Galtier (2) avait trois mois et « le résultat opératoire fut parfait ». M. Kirmisson (3) a été tout aussi heureux avec une enfant de 5 mois et les petites malades qui font le sujet des observations de Fitz-Gerald (4) et Steele (5) n'avaient pas plus de six mois quand on pratiqua sur elles l'opération de la transplantation avec succès.

Quant à celle de Lebrun (6), elle était agée de 7 mois. Une autre petite fille, celle de Horrocks (7), opérée à l'âge de 6 mois, malgré un accident opératoire (ouverture fortuite de la paroi rectale) et un incident post-opératoire (suppuration de la plaie périnéale), guérit aussi parfaitement.

Voilà donc sept résultats heureux que nous avons recueillis, sans pouvoir découvrir le moindre insuccès à leur opposer. Ceci démontre d'une façon irrécusable que la *transplantation au périnée de l'orifice vulvaire du rectum peut être pratiquée de bonne heure, presque aussitôt après la naissance*, si le chirurgien le désire ; et corrobore la constatation maintes fois faite que le nouveau-né, dans les

(1) Voir l'observation III, p. 97-98.
(2) — XXIII, p. 138.
(3) — XI, p. 114-115.
(4) — XIV, p. 120.
(5) — XVI, p. 122-123.
(6) — XII, p. 115-116.
(7) — XV, p. 120-122.

premiers mois, ou même les premières semaines de la vie, supporte admirablement les interventions chirurgicales, à la seule condition qu'elles n'occasionnent qu'une perte de sang minime ou insignifiante. Or, l'opération qui nous occupe peut être pratiquée à sec sans aucune difficulté.

Il faut pourtant reconnaître que la majorité des auteurs, dans les cas où il n'y a pas urgence, donnent la préférence à la méthode que nous avons qualifiée de précoce : « Si l'évacuation des matières est suffisante, il faut, lisons-nous dans Duplay et Reclus, attendre pour intervenir que l'enfant ait dépassé la première année (1). » Tel est aussi l'avis de P. Delbet dans le *Traité de chirurgie clinique et opératoire* : « Dans les abouchements vulvaires ou vaginaux, il n'y a guère que des avantages à attendre que l'enfant soit devenu résistant. Hormis le cas où l'orifice est insuffisant, il faut au moins attendre qu'il ait dépassé sa première année (2). »

« Il n'est pas nécessaire, et souvent il n'est pas désirable, fait remarquer Freeman, d'opérer de prime abord un anus vulvo-vaginal, si l'orifice est suffisant pour permettre la défécation. De tous jeunes enfants ne peuvent supporter une intervention aussi bien que des enfants un peu plus âgés, et les conditions sont souvent telles qu'un délai n'est pas du tout dangereux (3). »

Figini fait une remarque analogue : « Dans l'anus vaginal, sauf indication spéciale, il n'est pas nécessaire d'inter-

(1) Le Dentu et Delbet, *Loc. cit.*

(2) « Je me demande même, ajoute-t-il, s'il ne vaudrait pas mieux remettre l'intervention à 4 ou 5 ans. » Nous ne saurions accepter l'opinion exprimée dans cette dernière phrase.

(3) Freeman, *loc. cit.*

venir immédiatement. Au contraire, si l'on peut attendre quelques mois, cela vaudra beaucoup mieux, parce que l'enfant se fortifiera et que l'opération aura lieu dans de meilleures conditions et sur des parties un peu plus développées : raisons qui donnent des chances d'obtenir un meilleur résultat (1). »

Enfin, Foata donne une note plus juste encore : « En ce qui concerne les abouchements anormaux, le chirurgien doit reculer, s'il le faut, la date de l'intervention, jusqu'à une *limite difficile à fixer*, sans craindre pourtant d'opérer de bonne heure les enfants du premier âge offrant une résistance remarquable aux opérations, même graves (2). »

On ne saurait nier la justesse de pareils raisonnements. Aussi, nous rangeons-nous à cet avis et proposons-nous la conduite suivante qui découle naturellement des remarques que nous venons de faire et des observations que nous venons de mentionner :

Trois cas peuvent se présenter :

A. — Ou bien l'*orifice anormal est absolument insuffisant*, et il y a rétention presque absolue des matières, voire même occlusion complète.

B. — Ou bien cet *orifice permet une évacuation incomplète*, et il y a seulement rétention partielle avec alternative de constipation et de débâcles. Dans ce cas, la nutrition sera troublée un jour ou l'autre et on ne tardera pas à voir l'enfant mal se développer ou même se cachectiser.

Les cas où, au lieu de rétention, il y a incontinence et

(1) FIGINI, *loc. cit.*
(2) FOATA, thèse citée.

écoulement permanent des matières fécales, d'où érythèmes et excoriations plus ou moins étendues, rentrent dans la même catégorie, tout en présentant moins de gravité.

C. — Ou bien, enfin, *l'orifice est suffisant*, l'évacuation parfaite et la santé florissante, fait d'ailleurs extrêmement rare.

a) Dans le premier cas (1), le chirurgien doit intervenir d'urgence, cela ne fait aucun doute, puisque la vie de l'enfant est en danger. Mais à quelle intervention s'arrêter? On choisira la *transplantation d'emblée*, qui ne nous paraît pas plus dangereuse que toute autre intervention, même lors de la naissance, puisqu'elle a été pratiquée avec un plein succès dès le 40e jour de la vie par Grossich et qu'on ne peut alléguer aucun cas fâcheux pour la déconseiller. On opérera, non pas le premier, mais le 2e ou le 3e jour de la vie, ainsi que le veut Gunther.

Toutefois, si le chirurgien est timide ou hésitant, il pourra tourner la difficulté en se rapportant à l'avis, plus haut exprimé, de Duplay et Reclus. Il pratiquera, *mais seulement à titre provisoire et comme opération purement palliative*, un anus périnéal, mettant ainsi sa malade dans le troisième cas, et réservant pour une date ultérieure, que nous allons déterminer, l'opération radicale qui consistera à fermer l'anus provisoire avant de faire la transplantation de l'abouchement anormal. Il pratiquera systématiquement, et à des intervalles peu éloignés (12 à 18 mois), les deux opérations,

(1) E. Estor (*Guide pratique de chirurgie infantile*, p. 35) semble supposer que ce cas ne se présente jamais quand il écrit : « L'intervention est moins urgente (que dans les imperforations.) La défécation s'accomplit péniblement, mais elle s'accomplit. »

exécutées à 30 ans d'intervalle sur la malade qui fait l'objet de l'intéressante observation de Pierre Delbet.

b) Dans le second cas (rétention partielle légère ou incontinence absolue), le chirurgien n'opérera pas immédiatement après la naissance, puisque la vie de l'enfant n'est pas en danger et que souvent sa santé peut rester bonne pendant longtemps. *Si l'état général se maintient bon* et si le développement de l'enfant est normal, *il ne fera rien avant l'époque du sevrage*. En d'autres termes, il se comportera *comme dans le troisième cas*. Mais, si l'insuffisance de la défécation ou l'irritation causée par le contact continuel des matières fécales commencent à déterminer des troubles marqués (inappétence, vomissements, cachexie, excoriations multiples, infectées et douloureuses) ; comme tous ces phénomènes ne sauraient aller qu'en augmentant, il interviendra sans retard ; et, après avoir préparé le sujet, il fera la *transplantation*, car, nous ne saurions trop le répéter, l'opération, même pratiquée de très bonne heure, est sans dangers ; et, en outre, elle a l'avantage de constituer une *cure radicale de la malformation*.

c) Enfin, quand l'évacuation est suffisante et la santé parfaite, l'intervention, qui reste toujours formellement indiquée, comme nous l'avons déjà fait remarquer, pourra être reculée : « Bien que dans l'anus vaginal, dit Figini, les matières fécales puissent être déversées à l'extérieur, l'intervention est toujours indiquée pour deux motifs : d'abord parce que, si la mort ne menace pas l'enfant, par suite de la continuelle irritation du vagin, l'existence sera des plus misérables. En outre, si généralement l'ouverture vaginale est suffisante pour le passage des matières liquides, elle est généralement trop étroite pour livrer une issue suffisante aux matières solides (1). »

En effet, les *matières fécales, suffisamment fluides et peu irritantes pendant la lactation, changent d'aspect, de nature et de consistance lorsque le sevrage vient introduire des aliments solides dans le tube digestif de l'enfant.* D'où deux conséquences fâcheuses qui se voient fréquemment. Tantôt, il se produit une *violente irritation* et des *excoriations* qui occasionnent de vives douleurs dans la région vulvaire et qui peuvent s'infecter et donner lieu à des abcès ou à des phlegmons dans le voisinage. Tantôt, les *matières fécales,* devenues *plus consistantes, cessent d'être suffisamment évacuées* et on peut même voir cette *rétention partielle* des matières solides s'accompagner d'une incontinence plus ou moins complète des matières liquides et des gaz. Quand tous ces inconvénients se trouvent réunis chez le même sujet, la vie peut, de ce fait, devenir vraiment intolérable.

Par conséquent, c'est IMMÉDIATEMENT AVANT LE SEVRAGE, c'est-à-dire *à l'âge de* 12 *à* 18 *mois,* selon les cas, qu'il faudra pratiquer l'intervention. Ainsi exécutée dans les plus favorables conditions, celle-ci donnera toujours un *succès à peu près complet* et les *résultats immédiats* ne pourront que *s'accentuer et se parfaire avec le temps, au fur et à mesure de l'accroissement des parties remises en bonne place.* Et pourtant Rizzoli avait pratiqué six fois l'opération qui a pris son nom, et M. le professeur Kirmisson a fait, sans un seul insuccès, une dizaine de transplantations de l'anus au périnée. Dans beaucoup d'autres cas, on a

(1) FIGINI, *loc. cit.*

noté des succès non moins parfaits, malgré la longueur d'opérations mal réglées, le tâtonnement des chirurgiens, ou de multiples accidents, tels que : ouverture fortuite de la paroi rectale, effondrement involontaire du cul-de-sac péritonéal, infection plus ou moins étendue d'un ou de plusieurs points des sutures, soit périnéales, soit périanales.

Notre avis, d'ailleurs, ne diffère pas de celui de M. le prof. Roux, de Lausanne, qui, dans la thèse de T. Gouriane, veut qu'on pratique la *transplantation immédiatement avant le sevrage*. Un autre chirurgien fait remarquer que, « *chez l'enfant, l'opération est plus facile que chez l'adolescent ou l'adulte*, que le périnée et les parties intéressées, remises en place vers la première année, se développent ultérieurement d'une façon si parfaite qu'on a droit d'espérer voir un jour une conformation à peu près normale avec absence de toute trace de l'infirmité primitive. »

Dans ces conditions, l'*intervention systématiquement tardive n'a plus aucune raison d'être*. Et les seuls enfants âgés de plus de 2 ans, à plus forte raison les seuls adultes que l'on opérera, seront uniquement ceux qui n'auront pas été présentés plus tôt au chirurgien, ou dont les parents se seront jusque-là obstinément refusés à toute intervention chirurgicale.

Il sera très rare d'ailleurs que l'intéressée, parvenue à l'âge adulte, ne finisse par réclamer elle-même la cure opératoire d'une infirmité qui lui fait la vie misérable, lui rend le mariage difficile et la maternité dangereuse...

OBSERVATIONS

Observation I (inédite), voir pages 16-21.

Observation II (1892).

G. Himmelfarb. — Zur Lehre von den Angeborenen Anomalien der weiblichen Geschlechtsorgane. Anus praeternaturalis vestibularis bei einen 14 jährigen Mädchen. *Archiv für Gynækol.*, Berlin, 1892, XLII, p. 372-380. (*Trad.* J. Brucker et A. Régnat).

Le 24 mai 1890, est en entrée dans mon service de gynécologie, à l'hôpital d'Odessa, une jeune fille de 14 ans, R. Sch..., se plaignant d'une malformation des organes génitaux externes.

Il est important de noter que cette anomalie est congénitale et qu'une cousine du côté de son père, également atteinte d'une malformation des organes génitaux, a été opérée plus tard dans la clinique chirurgicale de Kiew et qu'elle est morte quelque temps après.

La malade qui nous occupe mesure 1 m. 35 de taille et présente de curieuses et multiples malformations Elle a une main bote, la droite. En outre, le pouce de cette main forme, avec le premier métacarpien, un angle droit, et les muscles de l'éminence thénar ne sont pas développés. La main gauche n'a pas de pouce. L'avant-bras correspondant est raccourci et recourbé : on y note l'absence du radius et le pouls radial ne peut y être perçu, sans doute parce que l'artère radiale n'existe pas. Le premier métacarpien de la main gauche manque également.

Malgré ces multiples malformations, la malade exécute des travaux difficiles. Elle tricote très habilement et écrit parfaitement bien en tenant son porte-plume entre l'index et le médius.

Le membre inférieur est normal ; cependant la jambe gauche est plus faible que la droite.

De même, l'oreille gauche est plus petite que l'oreille droite. D'ailleurs, toute la moitié gauche de la face est beaucoup moins développée que la moitié droite.

Sur le dos, on voit des taches blanches dues à l'absence de pigment normal.

Les organes internes semblent normaux.

... Le mont de Vénus, peu développé, est recouvert de rares poils grêles. Les grandes et les petites lèvres ont un développement normal. Les premières, en se réunissant à la partie inférieure, forment un véritable frein duquel part, se dirigeant en bas et en arrière, un *raphé* au milieu duquel on remarque une *petite dépression de la peau fortement pigmentée.*

Il n'y a pas d'anus au siège normal de cet orifice. Mais, en écartant les grandes lèvres, on rencontre, immédiatement au-dessus de la commissure et en avant de l'hymen, un anus avec ses plis rayonnés et un sphincter interne bien développé qui oppose une certaine résistance à l'introduction du doigt.

Immédiatement au-dessus du bord antérieur de cet anus, on voit l'hymen qui est charnu, circulaire, et à travers l'orifice duquel on peut introduire l'extrémité du doigt dans le vagin. Au-dessus de l'hymen, le méat est à sa place normale.

Un examen minutieux, pratiqué sous chloroforme et à l'aide des deux mains, permet de constater que le rectum fait suite à l'anus sans aucune courbure et qu'*il n'est séparé de la paroi du vagin que par une mince cloison* composée simplement de la muqueuse vaginale et de la muqueuse rectale.

Le corps du périnée n'existe pas. L'utérus a tous les caractères d'un utérus d'enfant. Les organes génitaux internes ne présentent du reste pas d'anomalies. La malade n'est pas encore réglée. Elle urine d'une façon normale. Le rectum fonctionne bien, avec toutefois un peu de tendance à la constipation. La continence est suffisante, puisque la malade n'a jamais de défécation involontaire.

Étant donné cette absence de troubles fonctionnels, il n'y a jamais eu lieu pour la malade de songer à une intervention chirurgicale.

Observation III (1893).

Grossich. — Atresia ani cum fistula vestibulari. Operation-Heilung. *Pest. medic. und chirurgic. Presse.* Budapest, 1893, XXIX, p. 313-315. (*Traduction* J. Brucke et A. Regnat.)

« Voici un cas dont j'ai été témoin :

M. Z... est née au mois de novembre 1892. Ce fut seulement quelque temps après sa naissance, lorsque la mère put quitter le lit et s'occuper elle-même de l'enfant, qu'elle s'aperçut que la défécation ne se faisait pas par la voie naturelle, que l'anus même n'existait pas et que les fèces sortaient par le vagin. Elle constatait, en outre, que, *toutes les fois que l'enfant criait, les matières étaient expulsées ;* et, en écartant les grandes lèvres, elle vit ces matières sortir, avec le *diamètre d'un crayon,* d'un petit orifice situé entre les petites lèvres. Mandé par la mère, j'examinai l'enfant, et voici ce que je pus constater :

1° Il existait un *orifice, situé au-dessous de l'hymen, dans le vestibule,* orifice qui communiquait avec le rectum ;

2° L'anus n'existait pas, mais à sa place je trouvai des plis à la peau ;

3° Le périnée était bien développé ;

4° La sonde que j'avais introduite dans l'orifice anormal ne se dirigeait pas du côté de l'anus cutané, c'est-à-dire en bas, mais directement vers le haut.

Quarante jours après la naissance de l'enfant, je pratiquai une intervention de la manière suivante : Partant du bord inférieur de l'abouchement anormal, je menai une incision surtout le périnée, jusqu'au point où se perdaient en arrière les plis de la peau qui occupaient la place normale de l'anus. J'approfondis mon incision jusqu'à la rencontre de la face postérieure de la paroi du rectum. Ensuite, je circonscrivis, par une incision circulaire, l'orifice fistuleux, et je séparai en avant le rectum de la paroi postérieure du vagin.

J'abaissai le rectum ainsi dénudé et je l'unis par une suture circulaire à l'anus reconstitué. Le périnée fut ensuite suturé à son tour. Seulement, il persistait une solution de continuité au point où débouchait antérieurement la fistule. Cette ouverture était trop grande pour qu'il me fût possible de la fermer avec un crin. Du reste je ne le jugeai pas indispensable, du moment que la paroi antérieure du rectum obturait cet orifice en arrière.

Le succès fut complet. Le périnée se referma le premier, puis l'orifice anormal se cicatrisa.

Quant au sphincter, il fonctionne si parfaitement qu'*à l'heure actuelle* (*3 mois après l'opération*) *personne ne pourrait découvrir la moindre anomalie dans la région.* »

Observation IV (1893).

Rautzoïu, médecin à l'hôpital des Enfants de Bukarest. — Imperforation complète de l'anus et abouchement du rectum à la vulve. Opération. Guérison. *Revue mensuelle des maladies de l'enfance*, 1893, XI, pp. 28-30.

« Tinéa R..., 6 mois, entrée le 9 août 1892, dans le service chirurgical de M. le professeur Romniciano, à l'hôpital des Enfants.

Pas d'antécédents héréditaires, née à terme, aucun vice de conformation dans sa famille. Le lendemain de la naissance, la mère a observé que l'enfant éliminait le méconium par la vulve.

Jusqu'à l'âge de 5 mois, les matières fécales, étant fluides, s'écoulaient assez facilement ; mais, à cause de l'étroitesse du trajet, les matières fécaless'écoulant en petite quantité, l'élimination se faisait presque continuellement. Depuis cette époque, l'alimentation commençant à comprendre quelques substances alimentaires (*sic*), les matières fécales devinrent un peu plus denses, ce qui fit que l'enfant commença à souffrir de constipation, de coliques. L'état général s'en ressentit, ce qui obligea sa mère à amener l'enfant à l'hôpital.

Etat actuel. — Région périnéale. Les tissus, depuis le coccyx jusqu'à la vulve, ne présentaient aucun indice d'enfoncement ou d'excroissance, et, en pressant même avec le doigt, on ne ressent aucune partie moins résistante qui indiquerait les traces du rectum à l'endroit normal de l'anus. La distance entre les ischions est normale.

Vulve. — Les lèvres, petites et grandes, sont normales. Il n'y a point d'irritation dans ces parties ; l'hymen est de forme circulaire et normale; immédiatement avant son bord adhérent, on trouve un orifice qui permet à peine le passage d'un stylet. Cet orifice nous conduit dans un trajet étroit, dirigé un peu obliquement, d'avant en arrière et de bas en haut, et par lequel les matières fécales s'écoulent d'une manière filiforme. En introduisant dans le trajet une sonde élastique, à une profondeur de 2 centimètres et demi, nous arrivons à la cavité rectale dilatée par les matières fécales. Aucun autre vice de conformation.

Opération. — Le 10 août, on chloroformise l'enfant, après l'antiseptie rigoureuse des parties externes et de la cavité rectale, avec la solution boriquée. Nous commençons l'incision cutanée médiane périnéale antéro-postérieure, longue de 3 centimètres, à 15 millimètres en arrière de la fourchette ; nous séparons couche par couche les fibres musculaires avec le bec de la sonde cannelée, jusqu'à ce que nous sentions, avec le bout des doigts, la pointe du stylet, introduit par le trajet anormal, jusque dans la cavité rectale. Nous incisons en croix avec le bistouri la paroi rectale, et nous la tirons en bas avec des pinces pour la fixer à la peau. Malgré tous nos efforts, nous ne pouvons réussir qu'en partie, à cause des adhérences intimes que la poche avait prises avec les tissus voisins. A l'instant même s'écoule une grande quantité de matières fécales, d'une couleur jaunâtre et assez consistantes. On lave le rectum avec la solution boriquée à 4 p. 100. On applique un point de suture de chaque côté, dans l'épaisseur des tissus, lequel comprend aussi la paroi rectale. On y introduit une laminaire que l'on fixe à une ceinture abdominale. Pansement ouaté.

Le soir, nous retirons la laminaire qui avait énormément dilaté le nouvel anus par lequel les matières fécales s'écoulent en abondance ; *cependant une petite quantité s'écoule par l'orifice primitif.* Après le lavage du rectum, nous introduisons un gros drain fixé à la ceinture abdominale. Pendant la nuit l'enfant a bien reposé et elle n'a plus crié. Température normale.

11 *août.* — Nous avons changé le pansement. Il était rempli de matières fécales qui s'écoulaient par les deux orifices, en très petite quantité par l'ancien. Nous avons lavé de nouveau le rectum et nous avons maintenu le drain.

12. — Les matières fécales s'écoulent par le nouvel anus ; mais de grands efforts provoquent aussi la sortie d'une très petite quantité par l'ancien orifice. On enlève le drain et on applique une pièce à pansement avec de la vaseline boriquée. L'enfant est gaie et le ballonnement du ventre a disparu complètement.

13. — Les selles sont régulières ; la colonne des matières fécales a la grosseur du petit doigt ; l'écoulement des matières fécales par l'ancien orifice a complètement cessé. Aucune réaction inflammatoire autour de la plaie, qui est couverte d'une mince couche blanchâtre, que nous avons cautérisée avec la solution de nitrate d'argent à 1 p. 100. Température normale.

14. — Même état. L'enfant a eu deux selles.

15. — La plaie commence à se cicatriser. Aucun rétrécissement sensible. Les selles sont régulières, deux fois par jour. L'enfant est congédiée après les insistances de la mère, avec la

recommandation de revenir. Sept jours plus tard, l'enfant est revue. La cicatrisation de la plaie est complète. Les matières fécales s'écoulent avec facilité par le nouvel anus. Constatant cependant un petit rétrécissement, je profite de l'occasion pour le dilater avec une grosse laminaire que je laisse pendant cinq heures. Le lendemain, l'enfant a eu deux selles assez abondantes, à un intervalle de huit heures.

Le nouvel anus a un diamètre tel qu'il permet l'introduction du petit doigt, et pendant les intervalles entre les selles, l'orifice reste *presque* fermé. *L'ancien trajet est complètement fermé.* »

Observation V (1894).

Newmann. — Imperforate anus in a girl 8 years of age. Operation. Recovery. *Lancet*, 1894, I, 741 (*traduction de l'auteur*).

« Une fillette de 8 ans fut admise au *Stamford Rutland and General Infirmary* le 2 juin 1885. L'enfant avait été vue et examinée à l'âge de quelques semaines. Mais par suite d'une opposition absolue des parents à toute intervention, on l'avait laissée repartir sans la traiter. Nous n'avons pas besoin de décrire l'infirmité ni de nous arrêter sur les ennuis quotidiens de la vie de la petite malade. Lors de son admission, l'abdomen était fortement distendu et l'atonie était à peu près absolue dans le colon ascendant aussi bien que dans le colon descendant. Les matières fécales noire verdâtre et pultacées s'écoulaient constamment du vagin. L'enfant marche et s'assied le tronc penché en avant et tient ordinairement ses mains jointes sur son abdomen comme pour le soutenir.

Le 6 juin, sous l'anesthésie par l'éther, une exploration soigneuse avec un stylet, recourbé à angle aigu et introduit par l'ouverture recto-vaginale, permet de constater une épaisseur considérable de tissus au point où aurait dû normalement se trouver l'orifice anal.

Une incision d'un pouce est faite sur la ligne médiane du périnée, commençant à environ trois quarts de pouce du bord postérieur de l'abouchement vaginal. On pratique une dissection lente dans la direction du rectum ; et, à une distance de moins de deux pouces du périnée, on tombe sur le rectum rempli de matières fécales.

Les bords du rectum incisé sont abaissés et fixés à l'orifice externe. Un drain de caoutchouc de deux pouces est introduit et assujetti *in situ*. Une expulsion régulière de matières fécales s'établit et continue pendant plusieurs jours, en partie par le vagin, en partie par le nouvel orifice. A deux ou trois reprises, des masses de matières durcies sont, sous le couvert de l'anesthésie, divisées et enlevées à l'aide d'injections et d'une curette. Des pépins de pomme sont constatés dans les selles à diverses reprises, bien que depuis plusieurs semaines l'enfant n'ait pas goûté de pommes. Une quantité de plus de 8 livres de matières fécales est ainsi évacuée en 28 jours environ, toutes de couleur vert foncé et de consistance dure. Ensuite, les évacuations prennent l'aspect de celles d'une personne bien portante.

Plus tard, on constata des troubles constitutionnels graves, et la température s'éleva à 102°-104° Farenheit (1). On eut des raisons de soupçonner l'existence d'une suppuration sous-péritonéale considérable. Et, en effet, du pus finit par se faire jour à travers la plaie. Ce ne fut que deux mois environ après l'opération que l'on put dire avec raison que l'enfant allait réellement bien. Il s'était formé en arrière du rectum un vaste abcès dont la cavité ne se combla et ne se referma que lentement. *A deux reprises différentes, on dut élargir par une incision l'entrée de l'ampoule rétro-rectale qui avait tendance à se rétrécir*; et, après la dernière incision, on eut recours à la dilatation quotidienne au moyen d'une bougie métallique.

Le 12 *décembre*, l'enfant rentra chez elle en bonne santé, avec une selle quotidienne suffisante par l'anus, et une issue de matières fécales par le vagin, qui allait en diminuant beaucoup (*much lessening*).

(1) 39°-40° C.

En *janvier* 1888, (c'est-à-dire deux ans plus tard), la petite malade fut admise de nouveau à l'hôpital, avec une accumulation considérable de matières fécales dans le colon. En quelques jours l'intestin put être évacué au moyen de lavements et d'huile de ricin et l'embarras disparut.

On put constater que l'enfant avait grandi considérablement, s'était tout à fait redressée et se trouvait en bien meilleur état. *Il ne passait de matières par le vagin que rarement et en petite quantité.* Dans les années qui ont suivi, le résultat acquis s'est maintenu invariablement.

Ce sujet est actuellement (mars 1894) une grande et forte jeune fille (*tall, wellgrown young woman*) sans incommodités ni troubles locaux. Sa mère affirme que *c'est à peine si l'on remarque parfois une petite tache sur le linge comme preuve de la persistance d'une fistule recto-vaginale.* »

Observation VI (1894).

A. Buckmaster. — The vaginal anus and its treatment, as illustrated by the report of a case and suggestion for a method of forming an artificial sphincter. *New-York medical Journal*, 1894, LX, pp. 168-176 (*traduction de l'auteur*).

« En 1887, une petite fille de 6 ans m'était amenée par ses parents, afin de s'assurer si on pouvait faire quelque chose pour la débarrasser de sa dégoûtante infirmité. A l'examen, pratiqué sous chloroforme, on trouvait la vulve très rouge et excoriée et il n'y avait aucune trace d'anus à sa place normale.

Les matières fécales sortaient par le vagin et je parvins à introduire une sonde dans l'*orifice étroit situé à la partie supérieure de la face postérieure de ce conduit* (le vagin). Les parents m'apprirent que cette anomalie avait déjà été constatée et qu'on avait pratiqué une opération pour y remédier. Ils ne connaissaient pas la nature de cette opération ; mais on leur avait recommandé de maintenir une mèche huilée dans l'ouverture faite à travers la peau par l'opérateur. Il fut impossible de trouver la moindre trace de cette intervention. Au dire de la mère, la petite malade ne pouvait retenir ses matières, et le mauvais état des parties voisines, en dépit de la plus minutieuse propreté, lui rendait la vie misérable.

Avant de renseigner les parents sur ce qu'il y aurait de mieux à faire, je lus soigneusement les cas analogues rapportés par les auteurs. Mes recherches furent loin d'être satisfaisantes ; et je ne relevai qu'un petit nombre de cas qui se prêtaient entièrement aux conditions exigées pour une guérison parfaite. En effet, il faut, en pareil cas, établir un canal rectal, séparé du vagin, qui soit capable de rester perméable et sur lequel le malade puisse avoir un certain contrôle. Les efforts infructueux d'Emmet pour former un vagin permanent, et son succès dans la reconstitution de l'urètre, laissaient facilement voir par où pèchent les procédés des différents opérateurs.

En raison des difficultés possibles, je ne me crus pas autorisé à garantir aux parents le succès de mon opération. *Je conseillai l'intervention parce qu'il y avait incontinence absolue*, et que le résultat (la mort exceptée : or, je ne la redoutais pas) ne pouvait être pire que l'état actuel de la malade. *D'autre part, l'abstention n'était pas sans danger.*

Les parents avaient l'habitude d'administrer des parégoriques à l'enfant pour diminuer le nombre de ses selles et de la tenir ainsi constipée pendant 5 à 6 jours. A ce moment, elle présentait des nausées et des signes de résorption stercorale. On lui faisait alors prendre un purgatif. Cette manière de faire détermina, avec le temps, une distension et une atonie de l'intestin capables de prendre de dangereuses proportions.

Ne voulant pas courir les risques d'une opération incertaine dans ses résultats, les parents de la petite malade retournèrent à la campagne et je n'en entendis plus parler jusqu'en 1892, époque à laquelle ils revinrent me trouver et me racontèrent que l'enfant souffrait tellement, qu'ils étaient déterminés à courir tous les risques, s'il y avait la moindre chance de succès. Après mûre réflexion, je me décidai à intervenir. Mais, avant de commencer, j'annonçai aux parents qu'il faudrait compter sur un laps de temps de 4 à 5 ans avant qu'il y ait des chances d'un succès définitif.

Le plan général de l'opération consistait d'abord à faire une incision triangulaire en arrière, les sommets du triangle étant l'angle postérieur de l'orifice anormal, le siège normal de l'anus (qui est indiqué par les fibres antérieures de la portion pubienne du releveur de l'anus) et la peau qui avoisine la fourchette, en avant. Ensuite, d'amener le rectum à la peau, ce qui donnerait libre cours aux matières fécales, et, comme toutes les portions avivées de la peau pourraient être réunies par une méthode qui sera exposée ailleurs, la malade arriverait à guérir complètement de l'irritation causée par le passage des fèces à travers le vagin, irritation qui, dans le cas actuel, était extrême. Elle serait alors prête pour l'intervention suivante qui consisterait à refaire la portion du plancher pelvien connue sous le nom de corps du périnée. Ceci étant accompli, dans une nouvelle et dernière opération, on essayerait de percer le releveur de l'anus et, en constituant ainsi un sphincter artificiel, d'assurer la continence de l'intestin.

Au printemps de 1892, je procédai à la première partie de l'opération... La malade fut entièrement délivrée de l'irritation. Le lendemain de l'intervention, je constatai que j'avais commis la maladresse qu'évitent rarement les débutants dans cette opétion. J'avais trop tiré sur le rectum et les fils avaient tendance à couper les parties qu'ils étreignaient, ce qui est un sérieux inconvénient pour toute opération plastique et ce qui détermine invariablement l'escarre des tissus...

En 1893, la malade revint pour la seconde partie de l'opération, qui consista dans la restauration de la partie du plancher pelvien comprise entre le rectum, le vagin et le périnée. Cette intervention fut exécutée avec succès et la malade a actuellement une excellente paroi vaginale postérieure.

Depuis la publication de la première partie de cette observation, en 1892, j'ai noté une remarque du docteur Willhem, que je considère comme de la plus haute importance et dont le but est d'éviter l'incontinence des matières fécales, qui se voit si fréquemment après l'ablation d'une partie du rectum pour tumeurs malignes. Les bons résultats obtenus par le simple écartement des fibres du muscle grand droit dans la gastrostomie ont déterminé cet auteur à penser qu'un avantage analogue pourrait être obtenu en fixant les bords du rectum incisé, à une fente pratiquée dans le *glutœus maximus*, par un écartement forcé (*forcible séparation*) de ses fibres.

J'ai résolu de mettre ce procédé en pratique dans mon cas, en me servant des fibres du *levator ani*, au lieu de celles du *glutœus maximus*.

Pour cela, il est utile de prolonger l'incision périnéale très près du coccyx, ce qui fut fait il y a 6 semaines. Mais l'intestin n'ayant pas été complètement vidé, je résolus de remettre à plus tard le percement du *levator ani*. L'opération, ou du moins ce qui en a été pratiqué, a eu un entier succès... »

Observation VII (1894).

H. Thompson. — Imperforate anus with recto-vaginal fistula in a patient nineteen years of age. *The Lancet*, 17 février 1894, t. I, p. 403 (*traduction de l'auteur*).

« La malade fut envoyée à la *Hull Infirmary*, le 25 septembre 1893. La mère raconta qu'*il s'était écoulé une semaine avant que la nourrice s'aperçut de la malformation*. L'enfant avait 5 à 6 semaines lorsque M. Thompson, de Beverley, *essaya de faire une ouverture convenable* (*proper opening*), mais sans y réussir. A l'âge de 14 mois, elle fut portée à la *Hull Infirmary* pour y être examinée. On ne lui fit rien, mais on recommanda à la mère de la ramener quand elle aurait 14 ou 15 ans. Jusqu'à l'âge de 19 ans l'enfant n'eut jamais de défécation volontaire. Mais, pendant le jeune âge, les matières étaient expulsées sans l'administration d'aucun laxatif. Toutefois la mère affirme que, avant l'admission de la jeune fille à l'hôpital, elle ne lui avait jamais vu expulser de matières moulées. Depuis 7 à 8 ans, la malade avait commencé à souffrir, par intervalles, d'indispositions et de diarrhées (*sickness and purging*). Tout d'abord, ces accès ne se reproduisaient que tous les 3 ou 4 mois. Mais les derniers temps, il n'y avait régulièrement entre eux qu'un mois d'intervalle ou à peu près. Pendant ces crises, elle avait des vomissements fécaloïdes et une issue constante de matières fluides. La malade n'avait jamais été réglée ; mais elle s'était toujours montrée active et intelligente et elle avait fréquenté régulièrement l'école, malgré son infirmité. A son entrée à l'hôpital, c'était une *jeune fille mal développée*, paraissant plutôt 13 ans que 19.

Aucune trace d'anus n'était visible, mais il y avait les vestiges d'une cicatrice à sa place normale. L'hymen était absent et le vagin vaste. Immédiatement à l'entrée du vagin et sur sa face postérieure, on apercevait une ouverture ronde à travers laquelle le bout de l'index pouvait sans difficultés pénétrer dans le rectum. On sentait celui-ci distendu par une énorme accumulation de matières fécales qui, probablement, occupaient la totalité du gros intestin.

La cloison, qui séparait le doigt introduit dans le rectum de la surface externe de la peau recouvrant le point où aurait dû normalement se trouver l'anus, avait environ un pouce d'épaisseur.

On administra de l'éther, et le chirurgien, après 2 heures d'un travail pénible, au moyen d'injections, de la curette mousse et du doigt, réussit, à travers la fistule vaginale, à vider l'ampoule rectale et la partie inférieure de l'intestin, sur une grande étendue, au moins en apparence. On ne fit rien de plus cette fois, à cause de la violence qu'on avait déjà dû déployer, et du traumatisme qu'on eût risqué de déterminer. Malgré des doses répétées de sulfate de magnésie, le colon se remplit de nouveau en quelques jours, bien que la consistance des matières fût un peu moins dure.

Le 7 octobre, la jeune fille fut anesthésiée. Après une autre heure de pénible travail, l'intestin fut de nouveau complètement vidé et on put procéder à l'opération qui avait été projetée. Celle-ci consista en une combinaison de l'opération bien connue de Whitehead pour les grosses hémorrhoïdes avec le dédoublement de Lawson-Tait pour les cas de rupture du périnée. Le rectum ayant été bourré à travers la fistule vaginale, une incision verticale fut faite, depuis le sommet du périnée jusqu'à la pointe du coccyx, et creusée jusqu'à rencontre de la muqueuse rectale, mais sans la diviser tout d'abord. Le rectum fut alors libéré de ses adhérences sur une certaine étendue, de sorte qu'il bombait dans la partie inférieure de l'incision, comme le bout d'un saucisson.

A la partie antérieure, les deux lèvres de l'ouverture vaginale anormale furent fendues, et la paroi postérieure du vagin séparée, par dissection, de la face antérieure du rectum, sur une certaine étendue, en arrière de l'extrémité supérieure de la fistule.

Après que l'incision verticale primitive eut été prolongée à travers la muqueuse de l'extrémité inférieure du rectum, six fils furent passés, pour réunir les bords du rectum libéré aux bords de la peau, de manière à constituer un anus. Néanmoins, ces fils ne furent noués qu'après qu'on eût pratiqué la suture de la fistule vaginale. Pour ce faire, en commençant par le sommet de ladite fistule, une petite aiguille courbe enfilée fut passée à travers la muqueuse, d'un côté, d'avant en arrière, puis, du côté opposé, d'arrière en avant, de manière à réunir la partie antérieure de la fistule sur une longueur d'un pouce et demi.

On passa alors une forte aiguille courbe enfilée, premièrement dans l'un des bords fendus de la fistule, puis dans celui du côté opposé (comme le recommande Lawson-Tait). Ceci fut fait en trois endroits différents, et alors tous les fils furent attachés, d'abord ceux de la fistule vaginale ; ensuite, ceux qui entouraient le nouvel anus. Lorsque l'opération, qui dura à peu près une heure, fut terminée, l'apparence extérieure était (à l'exception des sutures superficielles, visibles) presque normale. Les jambes furent attachées l'une à l'autre. On fit donner de l'opium à la dose de un demi-grain et on pratiqua des cathétérismes de la vessie à intervalles réguliers.

Les suites de l'opération furent pénibles, bien que le résultat final ait été tout à fait satisfaisant. La principale difficulté fut causée par l'absence du pouvoir d'expulsion (*want of power of expulsion*) dans les muscles qui président habituellement à la défécation.

Pendant les dix-neuf années de la vie de la malade, cette fonction ne s'était d'ailleurs jamais exercée. On commença des séances régulières de massage abdominal, en même temps qu'on administrait des doses répétées d'huile de ricin, le seul purgatif capable de produire un effet appréciable dans le cas.

La cloison vaginale, ainsi que toutes les surfaces affrontées au-devant du nouvel anus, guérirent rapidement ; mais il restait à combler un espace considérable *en arrière* dudit anus.

Néanmoins la guérison se produisit petit à petit par bourgeonnement et la malade fut renvoyée le 14 décembre 1893, avec un anus tout à fait satisfaisant ; et, ce qui est encore plus remarquable, avec le *contrôle absolu de sa défécation*. Sa mine et son état général se sont aussi considérablement améliorés. Son seul ennui consiste dans la nécessité de prendre régulièrement des purgatifs. Il est probable qu'avec le temps la puissance de ses muscles se développera et qu'elle arrivera à avoir spontanément des selles normales.

Cette jeune fille était la jumelle d'une sœur qui ne présentait aucune anomalie. Ses autres frères et sœurs étaient aussi parfaitement normaux. »

Observation VIII (1895).

T. Dwight. — A case of anus vulvalis with remarks on congenital communication of the vulva and rectum. *American journal of medical sciences*, Philad., 1895, t. CIX, p. 433-436 (*traduction de l'auteur*).

« Il s'agit d'une jeune femme de 32 ans, portant les signes extérieurs de la virginité. Il n'y pas d'anus ; mais le rectum s'ouvre dans la vulve, juste au-dessus de la commissure postérieure, par un orifice admettant le doigt. Pour le reste, la vulve est normale, si ce n'est que l'hymen est peu développé : il consiste en un simple petit repli en haut et sur les côtés ; en réalité, il est peu différencié, il n'y a pas de caroncules myrtiformes. L'examen le plus attentif ne laisse voir ni dépression, ni indication du siège normal de l'anus. Mais la dissection des parties fit découvrir un froncement de la peau à 25 millimètres en arrière de la vulve. Il n'y avait autour de la vulve aucune irritation de la peau indiquant une incontinence de matières fécales, et on n'observa rien de ce genre pendant les trois semaines que la femme passa à l'hôpital avant sa mort (1).

Il fut malheureusement impossible de disséquer les parties très soigneusement sans en détruire les rapports. Mais voici ce qu'on observa : *Le rectum était plus petit que la normale. Il suivait, depuis le niveau de la pointe du coccyx, le plancher périnéal, en restant cylindrique jusqu'au bout et sans présenter de dilatation appréciable.*

Les fibres musculaires longitudinales paraissaient extraordinairement développées. Bien que le sujet ne fût point obèse, il eut fallu une incision de trois quarts de pouce de profondeur pour atteindre l'intestin, au niveau des plis radiés de la peau. On ne découvrit *pas de trace de sphincter à la terminaison du rectum.*

Le vagin était normal et large en arrière de son orifice. Le releveur de l'anus était très développé. »

(1) L'auteur de cette observation ne dit pas de quelle maladie mourut le sujet.

Observation IX (1895).

C. Figini. — Vizi di conformazione dell'ano e loro cura. *Clinica chirurgica.* Milan, 1895, III, p. 113-119 (*traduction de l'auteur*).

« J'ai observé l'autre cas à Novi Ligure, en 1893. Appelé à visiter l'enfant A. C..., je constatai l'orifice anal à son siège normal. J'aperçus une *petite tache rayonnée, au niveau de la 5e vertèbre sacrée.* Je demandai si l'enfant avait émis du méconium par le vagin. On me répondit affirmativement.

L'ouverture vaginale se présentait dépourvue d'hymen et aurait pu admettre un petit doigt d'enfant. J'y introduisis un stylet légèrement recourbé ; et, après plusieurs tentatives, je réussis à pénétrer dans l'*orifice anormal* que je trouvai *très rétréci et situé à environ 2 centimètres en arrière de la fourchette vulvaire.* Je conseillai de ne prendre pour le moment aucune détermination et de laisser grandir l'enfant, tant que les conditions de perméabilité de l'orifice rectal le permettraient.

Dès l'âge de 6 mois, l'enfant commença à présenter des troubles de rétention. Je procédai alors à l'acte opératoire. La fillette fut mise en position gynécologique et chloroformée. Après désinfection de la région et lavage du vagin à l'acide salicylique, je cherchai à introduire un stylet recourbé dans l'orifice vaginal du rectum, afin d'avoir un guide dans ma recherche de l'intestin ; mais je ne pus y réussir. Connaissant, par mon exploration antérieure, la hauteur de l'orifice anormal et la direction de l'intestin, je pratiquai une incision rectiligne, d'une longueur de 3 centimètres environ, partant de la fourchette et se dirigeant vers le coccyx. Une dissection lente me conduisit, à une profondeur de 15 millimètres environ, sur *le rectum*, qui se présenta à moi sous *l'aspect d'un cordon blanchâtre et brillant.* Il me fut facile, au moyen de la sonde, de l'isoler circulairement des parties voisines, jusqu'à son abouchement dans le vagin, dont je le détachai aux ciseaux, le plus près possible de la muqueuse. Je l'abaissai alors, le libérai encore un peu à sa partie supérieure et le rapprochai de l'angle postérieur de la plaie, où je l'assujettis par une suture à points séparés très rapprochés, comprenant la peau et toute l'épaisseur de la paroi intestinale. Je suturai au catgut la muqueuse vaginale et fermai par deux points profonds l'espace libre laissé par l'abaissement du rectum. Je réunis enfin à la soie la plaie périnéale. J'introduisis dans l'intestin une mèche de gaze iodoformée et je recouvris la région d'une compresse de gaze salolée. Enfin, je veillai à ce que le pansement fût renouvelé trois fois par jour, avec la plus scrupuleuse antisepsie.

Les suites opératoires furent normales pendant les quatre premiers jours. Mais le cinquième, je constatai un petit foyer de suppuration à l'union de l'intestin avec la peau. Le reste de la suture tint bon et empêcha l'ascension du rectum, comme le fait se produit habituellement quand les points de suture viennent à lâcher.

Le seizième jour, la plaie était complètement cicatrisée et l'organe fonctionnait parfaitement. Je ferai remarquer qu'il n'y eut ultérieurement aucune incontinence de matières ; ce qui prouve l'existence d'un sphincter, en confirmation des observations de Blot et de Roux de Brignolles, et en contradiction de celle de Blandin, qui affirme en avoir observé l'absence dans un cas analogue. »

Observation X (1895).

Freeman. — *Philad. medic. News*, sept. 1895 (*traduction de l'auteur*).

« L'observation que je rapporte est celle d'une fillette de 12 mois, bien constituée et bien portante, présentant une ouverture anormale de l'anus à la face postérieure du vagin, juste à l'entrée de la vulve. L'orifice avait la dimension d'une paille (*wheat straw*) et était muni d'un sphincter tel, qu'il n'y avait aucune incontinence de matières. Une petite fossette marquait la place où avait dû exister l'anus normal. Il n'y avait pas d'hymen distinct.

On fit sous chloroforme une incision longitudinale sur le périnée, allant du voisinage de la pointe du coccyx presque jusqu'à la commissure vulvaire postérieure. Une sonde fut introduite dans l'intestin par l'anus vaginal, pour servir de guide, et l'incision périnéale fut graduellement approfondie jusqu'à la rencontre du rectum. Ce dernier fut alors libéré des tissus environnants sur toute sa circonférence, y compris la paroi vaginale postérieure, au moyen d'instruments mousses et de ciseaux à pointe mousse entaillant par petits coups, avec précaution (*careful snipping*). L'extrémité de l'intestin fut détachée de la paroi postérieure du vagin, au moyen d'une paire de ciseaux fins, laissant à sa place une ouverture légèrement plus grande que l'anus primitif. Cette ouverture fut immédiatement fermée par de fins points de suture. Le rectum tout entier, y compris l'anus vaginal que j'agrandis légèrement, fut alors abaissé à travers l'incision périnéale jusqu'à sa position normale, en avant du coccyx, et les bords de son orifice unis à ceux de l'incision cutanée par plusieurs points de suture à la soie. Quelques points profonds réunirent le périnée en avant, rétablissant ainsi les parties dans l'état où elles se présentent chez un enfant normal. L'anus néanmoins fut laissé un peu plus grand que nature afin de permettre la rétraction subséquente, bien que le seul fait de suturer la muqueuse à la peau contribue beaucoup à empêcher cette rétraction.

Les sutures furent enlevées le huitième jour et l'enfant renvoyée chez elle le dixième. L'anus fonctionna parfaitement dès le début, sans qu'il y eut jamais d'incontinence à aucun moment. Ce résultat était dû à ce fait que le sphincter interne ainsi que son innervation avait été conservé intact.

J'ai eu des nouvelles de l'enfant 4 mois après l'opération. L'intestin fonctionnait alors d'une manière tout à fait normale et régulière (*in a normal and satisfactory manner*). »

Observation XI (1896).

E. Kirmisson. — Ectopie vulvaire de l'anus, guérie par la transplantation de l'anus au périnée. *Bull. et Mém. de la Société de chirurgie*, 1896, p. 305-306.

J'ai l'honneur de vous présenter une petite fille de 5 mois, atteinte du vice de conformation qu'on nomme habituellement imperforation anale avec abouchement anormal dans la vulve ou le vagin, et que j'ai proposé de désigner plus simplement sous le nom d'*ectopie vulvaire* ou *vaginale de l'anus*. Ici il s'agissait d'une ectopie vulvaire, c'est-à-dire que l'anus anormal venait s'ouvrir sur la ligne médiane, immédiatement en arrière de la commissure postérieure de la vulve.

L'opération a été faite il y a onze jours par transplantation du rectum au périnée, c'est-à-dire que l'extrémité inférieure du rectum mise à nu est complètement isolée dans ses connexions avec la vulve et avec le vagin. La dissection de la cloison recto-vaginale remonte assez haut pour que le rectum puisse être facilement attiré dans la plaie périnéale, où il est fixé par plusieurs points de suture. La plaie périnéale elle-même a été ensuite fermée dans sa partie antérieure par quelques points de suture, de façon à reconstituer autant que possible, avec sa forme et ses dimensions normales, le périnée. Au préalable, deux points de suture, appliqués sur la paroi vulvaire, avaient fermé le point au niveau duquel venait primitivement s'aboucher le rectum. De sorte que, dans ce cas particulier, j'ai fait trois ordres de sutures : des sutures vulvaires, des sutures périnéales et des sutures rectales. Tout s'est passé avec une simplicité parfaite; aujourd'hui, l'orifice anormal du côté de la vulve est complètement oblitéré ; l'anus périnéal fonctionne d'une façon satisfaisante.

L'opération que je viens de vous exposer est celle qui a été conseillée par Nélaton le père, et dont le succès consiste dans la mobilisation parfaite du rectum et son isolement complet d'avec la paroi vaginale. Tant que l'on respecte les adhérences anormales du rectum avec le vagin, on échoue. L'enfant que je vous présente a été opérée, à l'âge de 2 mois, par un de nos collègues les plus distingués de province, et la difformité s'est reproduite. Il me semble donc que le procédé utile n'est pas suffisamment connu, et c'est pour cela que je me suis permis d'attirer sur lui votre attention.

Discussion. — M. Pozzi. — J'ai fait la même opération avec succès. Il est nécessaire parfois de mobiliser très haut le rectum, même en décollant un peu de péritoine, de manière à ce que les sutures ne soient pas tiraillées. »

Observation XII (1896).

Lebrun (de Namur). — Imperforation de l'anus. Abouchement anormal du rectum à la paroi postérieure du vagin. *Annales de la Soc. belge de chirurgie.* Bruxelles, 1896-97, IV, p. 304-306.

« Jeanne H..., 7 mois, nous est apportée le 23 septembre 1895. Pas d'antécédents héréditaires ; pas de vices de conformation dans la famille ; elle est née à terme.

Après la naissance, on a observé que l'anus était imperforé et que le méconium s'écoulait par la vulve. Depuis quelque temps, la sortie des matières fécales, qui sont devenues plus denses, est plus difficile. L'enfant pousse constamment, paraît souffrir de coliques, ce qui est dû à l'écoulement insuffisant des matières fécales par l'orifice trop étroit qui met en communication le rectum avec le canal vaginal. Le périnée n'offre aucune trace d'anus. Les lèvres, grandes et petites, sont normales. L'hymen est de forme circulaire ; à travers son orifice passent des matières fécales consistantes et rubannées.

En introduisant une petite sonde vésicale métallique par cet orifice et en suivant la paroi vaginale postérieure, on pénètre dans le rectum, 1 centimètre et demi à peu près au-dessus de l'orifice hyménéal.

Opération. — Le 24 septembre, après avoir introduit une petite sonde métallique dans le rectum par le vagin, nous incisons couche par couche le périnée, jusqu'à ce que nous sentions le bec de la sonde introduite dans la cavité rectale. Nous essayons alors d'attirer le rectum en bas, mais nous n'y réussissons pas, parce qu'il était rétréci par son insertion vaginale et par des adhérences au-dessus de cette insertion. Nous incisons d'un coup de ciseaux la paroi postérieure du vagin jusqu'à l'orifice de communication ; nous sectionnons le rectum près de son embouchure vaginale et nous parvenons facilement à attirer l'intestin jusqu'au périnée, où nous le fixons par quelques points de suture à la soie.

La plaie qui restait en avant du rectum, ramené au périnée, représentait assez bien une déchirure complète. Aussi nous terminâmes l'opération par une périnéorraphie, en plaçant deux fils d'argent profonds pour bien affronter les deux lèvres de la plaie. Les suites de cette opération furent des plus simples.

Nous avons revu cette enfant il y a une huitaine de jours (vers le 20 février 1897). *Le résultat plastique est excellent; le périnée reconstitué est parfait, et l'anus de nouvelle formation fonctionne très bien.* »

L'auteur fait ensuite remarquer « combien simple, facile et complète est la reconstitution du périnée et de la paroi postérieure du vagin, au moyen de la suture profonde avec des fils d'argent, comme dans la périnéorraphie par la méthode de Tait ».

« On se procure ainsi, termine-t-il, une bonne épaisseur de tissus séparant le rectum de la paroi vaginale postérieure. On obtient un affrontement parfait, tant des lèvres de la plaie vaginale que de la plaie périnéale, et le résultat plastique obtenu est réellement très beau. »

Observation XIII (1897). (Résumé.)

P. Petit. — Traitement de l'anus vulvaire congénital par la transplantation périnéale. *Revue pratique d'obstétrique et de gynécologie*, 1897, t. XIII, pp. 125-136.

« Petite fille de 10 ans, d'intelligence précoce, mais de développement inférieur à la moyenne. A l'examen du bassin, on constate l'absence complète du coccyx. L'emplacement normal de l'anus est indiqué par une teinte plus foncée de la peau et une saillie légère sous l'effort ; mais la peau passe d'une fesse à l'autre sans déterminer ni crête ni pli, ni dépression. Un peu au-dessous de la fourchette, s'ouvre un orifice ovalaire, à grand axe vertical, à bords un peu saillants et tendant à se rapprocher verticalement à l'état de repos. Cet orifice anormal est limité en haut et sur les côtés par un hymen en forme de croissant. L'auriculaire, qu'on peut y introduire aux trois quarts, pénètre dans une ampoule bourrée de matières dures comme du mastic et dont la paroi postérieure paraît séparée de la peau par une épaisseur de 2 à 3 centimètres.

La sensation de besoin est émoussée, et les matières liquides ou un peu molles ne sont qu'incomplètement retenues. De plus, l'enfant présente une *incontinence nocturne d'urine*. Mais, malgré ces deux causes d'irritation, il n'y a au pourtour de l'anus vulvaire ni érosions, ni rougeur. Jusqu'à ces derniers mois, l'évacuation des matières avait paru suffisamment assurée grâce aux laxatifs, aux lavements ou à divers modes de désobstruction directe. Mais, depuis un certain temps, malgré les moyens les plus variés et les plus énergiques, l'enfant éprouve des douleurs continues dans la fosse iliaque gauche, parfois même des vomissements bilieux et des lipothymies au moment des garde-robes. Devant cette menace d'obstruction ou tout au moins de stercorémie, M. Petit, sur les instances des parents, tente la restauration par la méthode de transposition de Rizzoli un peu modifiée.

Nous laissons maintenant la parole à M. Petit : « Le 8 du mois dernier (mars 1897), je commençai par vider complètement l'ampoule rectale à l'aide du doigt et d'un lavement et j'assurai bien l'antisepsie. Puis j'incisai le périnée sur la ligne médiane, depuis la fourchette jusqu'à un point situé au delà de l'emplacement normal de l'anus. Ayant franchi la peau et le tissu cellulaire, je passai, chemin faisant, entre les 2 segments du sphincter externe, tassés en un seul faisceau, et tombai enfin sur le bord postérieur du rectum incurvé en haut et en avant. Introduisant alors l'index dans l'orifice ano-vulvaire, en ménageant de mon mieux le *sphincter interne*, dont quelques fibres, me sembla-t-il, cédaient pourtant sous la pression, je pus assez aisément, à l'aide de ciseaux courbes et mousses, disséquer l'extrémité inférieure du rectum, d'abord latéralement, puis suivant la cloison recto-vaginale. A mesure que j'avançais dans cette direction, l'orifice rectal, attiré par le doigt qu'il coiffait, se rapprochait de plus en plus de l'angle postérieur de la plaie, et je ne m'arrêtai pas avant qu'il ne me fût démontré que le segment antérieur de l'orifice se mettait facilement de niveau avec la peau, sans avoir tendance à remonter. Pour obtenir ce résultat, *je dus cheminer le long de la paroi vaginale jusqu'à près de 3 centimètres de profondeur, sans rencontrer d'ailleurs le cul-de-sac péritonéal*. Je facilitai encore l'abaissement désiré, en sectionnant, sur une hauteur de 1 centimètre environ, les faisceaux latéraux du releveur au niveau de leur insertion rectale.

Je fis alors vers le sacrum, suivant la recommandation de Rizzoli, au milieu d'un tissu cellulaire assez dense, une incision verticale, dans laquelle vint se loger l'ampoule rectale en se déroulant. Il ne restait plus qu'à faire les sutures. Un premier point fixa l'orifice rectal à l'angle postérieur de la plaie, en prenant point d'appui sur une bandelette fibreuse résistante qui descendait du sacrum ; six autres points, passés assez profondément pour avoir une prise solide, tout en assurant bien l'affrontement, achevèrent de mettre étroitement en continuité la muqueuse et la peau, sauf tout à fait en avant, et soudèrent en même temps l'un à l'autre les 2 sphincters interne et externe, qui ne demandaient qu'à se joindre.

Le périnée fut fermé de la façon suivante : un point profond et médian, passant au-dessous de l'angle dièdre recto-vaginal, put réunir suffisamment bien les tissus d'un bord à l'autre, entre les 2 ischions, malgré leur peu de laxité à ce niveau et l'espace considérable résultant de la transposition du rectum. Au-devant de ce point, le plus profond, 3 autres points, de plus en plus superficiels, furent placés à travers les bords externes de la plaie et l'épaisseur de la paroi vaginale, le plus antérieur reconstituant la fourchette au-dessous de l'hymen. Enfin, 3 fils postérieurs, introduits à travers les bords de la plaie et la paroi rectale qui était notablement hypertrophiée, achevèrent la fermeture du périnée, tout en y suspendant le rectum, venant ainsi en aide aux fils périanaux les plus antérieurs, qui devaient consécutivement être les plus tiraillés. Le plus postérieurde ces points périnéaux achevait de plus l'affrontement de la muqueuse rectale et de la peau. »

Pansement à l'iodoforme, un peu compressif. Genoux rapprochés. Décubitus latéral. Constipation obtenue pendant 6 jours par le laudanum à doses fractionnées, puis le 6e jour purgation énergique par l'huile de ricin. Le même jour, enlèvement des sutures périnéales. Tout est réuni et cicatrisé, excepté 2 points des sutures latérales gauches. Mais il n'y a ni suppuration, ni infiltration, et le 9e jour on enlève les fils périanaux.

La continence des matières et des gaz est absolue et la défécation absolument volontaire. Chose remarquable, l'*incontinence nocturne d'urine disparaît au bout de* 15 *jours*.

Six semaines après, « l'anus anaplastique affecte la forme d'une petite fente antéro-postérieure, à bords bien appliqués l'un à l'autre, à quelques millimètres de profondeur, et tendant à se combler au niveau de son angle postérieur, que la muqueuse rectale a abandonné pour se reporter un peu en avant. Nul doute que les plis rayonnés ne se développent d'ici peu, donnant ainsi aux parties tout l'aspect d'un anus normal. »

Observation XIV (1898).

F. C. Fitz-Gerald. — A case of atresia ani vaginalis. *British medical Journal*, 1898 (9 avril), t. I, p. 945 (*traduction de l'auteur*).

« A. B., qui aura 3 ans au mois de mai prochain, m'a été présentée pour la première fois il y a quelques semaines. Sa mère m'a raconté l'histoire suivante : Jusqu'à l'âge de 2 mois on n'avait rien remarqué d'anormal. Une légère diarrhée ayant alors nécessité des soins plus attentifs dans la région, la mère s'aperçut qu'il n'existait pas d'anus. L'enfant, *qui est bien développée et en excellente santé, souffrit très peu de cet inconvénient.* A l'examen, on constate que la dépression anale normale n'existe pas et on n'a jamais rien observé qui indique le siège normal de l'anus. Juste à l'entrée du vagin on aperçoit aisément l'abouchement anormal ; et, à l'exception d'une légère excoriation et d'un peu d'œdème de la vulve, les parties avoisinantes sont normales. Comme l'enfant s'opposait à une exploration plus complète, je ne me suis pas cru autorisé à pratiquer un examen plus approfondi pour essayer d'en tirer des renseignements plus précis...

J'ai conseillé à la mère d'attendre avant de soumettre l'enfant à un traitement chirurgical, et j'espère l'opérer avec succès. Le procédé de Rizzoli est tout indiqué, comme étant dans le cas une opération très rationnelle. »

Observation XV (1898).

W. Horrocks. — A case of atresia vaginalis. *The Lancet*, 1898 (21 mai), t. I, pp. 1398-1399 (*traduction de l'auteur*).

« Le très intéressant exemple qui suit... démontre la grande valeur de l'opération de Rizzoli...

Une enfant de 6 mois est admise au *Bradford Royal Infirmary* le 26 *janvier* 1895. Le sujet, qui est la 9e enfant de parents bien portants, est atteinte d'une malformation de l'anus. Tous les autres frères et sœurs sont bien conformés et on n'a connaissance d'aucune malformation analogue, ni du côté du père, ni du côté de la mère

Celle-ci s'est bien portée pendant la grossesse, dont est née, à terme, l'enfant qui nous occupe, après un accouchement normal. Peu après la naissance on constate des difficultés à la défécation, difficultés qui augmentent avec l'âge. Lors de son entrée à l'hôpital, l'enfant est bien portante, et, exception faite de sa malformation anale, normalement constituée. *A la place normale de l'anus, il n'y a aucune dépression, mais une surélévation incolore du tégument, d'où part un raphé bleuâtre,* qui se dirige en avant vers l'orifice vaginal. A la commissure postérieure du vagin, se trouve l'extrémité du rectum, qui regarde directement en avant. Les organes génitaux externes sont, d'autre part, bien conformés.

Une sonde introduite dans le rectum se dirige d'avant en arrière sur une longueur d'un demi-pouce environ, puis oblique de bas en haut. On la sent à travers la peau pendant qu'elle est dans le rectum.

Le 28 *janvier*, l'enfant est anesthésiée. On pratique une incision circonscrivant l'anus anormal, et on la prolonge, en arrière, jusqu'à la pointe du coccyx. Le rectum est ainsi libéré des tissus environnants : *il est étroitement adhérent à la peau en arrière de l'orifice.* On l'ouvre accidentellement en l'en détachant ; mais la plaie est immédiatement fermée par une suture au catgut. Le rectum est alors libéré en avant, en ayant soin de ménager autant que possible les tissus qui entourent l'orifice anal. L'anus est alors reporté en arrière et fixé, à un pouce environ du coccyx, par des sutures profondes et superficielles. On n'éprouve aucune difficulté à rapprocher les deux bords de la plaie, de manière à former un périnée solide.

L'enfant se montra un peu déprimée après l'opération. La plaie se réunit parfaitement à sa partie postérieure, mais il y eut, au niveau du périnée, un peu de suppuration, qui guérit par bourgeonnement.

L'enfant quitte l'hôpital 15 jours après l'opération et se porte bien depuis cette époque. Il n'y a ni incontinence de matières, ni obstruction au niveau de l'orifice. »

Observation XVI (1898).

Ernest A. T. Steele. — Atresia ani vaginalis. *British medical Journal*, 1898 (18 juin), t. I, p. 1587 (*traduction de l'auteur*).

« D. M..., âgée de 6 mois, est admise à l'hôpital d'enfants Sainte-Marie, de Plaishow, le 18 janvier 1898... J'avais vu l'enfant à l'âge de 3 mois et recommandé d'attendre qu'elle fût plus forte avant de la faire opérer. L'anus est absent et une crête saillante occupe la ligne médiane du périnée. Les matières fécales s'éliminent par un orifice situé à la partie inférieure de la paroi vaginale postérieure, orifice qui a le diamètre d'une plume de corbeau et qui conduit dans le rectum. On pratique l'opération suivante :

On fait une incision elliptique, circonscrivant l'orifice qui s'ouvre dans le rectum ; et, de l'extrémité postérieure de cette ellipse, on mène en arrière, sur la ligne médiane, une incision rectiligne jusqu'au voisinage du coccyx. Le rectum est alors libéré de ses adhérences à la paroi postérieure du vagin et sur son pourtour, jusqu'aux insertions du releveur de l'anus. Il est ensuite attiré en arrière, de manière à ce que l'orifice existant corresponde au siège normal de l'anus. A ce moment, *on dilate l'ouverture*, et une grande quantité de matières fécales solides sort du rectum, qui était très distendu. La muqueuse rectale est suturée aux bords de la peau, et le reste de la solution de continuité, qui ressemble à celle produite par l'opération destinée à refaire un périnée complètement déchiré, est comblé par le procédé adopté pour cette dernière opération.

L'aspect de la région, aussitôt après l'intervention, est aussi parfait qu'on peut le désirer. Mais malheureusement la plaie suppure et les sutures cèdent, à cause de l'impossibilité de tenir propre la région.

Malgré cela, le rectum se maintient sans difficultés dans sa nouvelle position et la plaie est en train de bourgeonner, lorsque, 10 jours plus tard, l'enfant a une crise de diarrhée qui entraîne sa mort.

Cette opération aurait donné un excellent résultat, si on eut pu obtenir la réunion par première intention. Dans un cas semblable, je prendrais les précautions suivantes, qui assureraient, je crois, une meilleure réunion de la plaie opératoire :

1° Dilatation de l'ouverture anormale et évacuation du rectum 3 semaines avant l'opération, avec lavages quotidiens de l'intestin pour éviter toute accumulation de matières solides ;

2° Emploi de crins de Florence au lieu de fils de soie pour les sutures profondes, afin de soutenir plus efficacement les bords de la plaie.

3° Fixation dans le rectum d'un tube de verre, dans le genre du tube intestinal de Paul, afin d'empêcher la contamination de la plaie sans s'opposer à la sortie des gaz.

Quant à l'âge auquel il convient d'opérer, le mieux serait probablement après la première dentition, si la santé de l'enfant est bonne, et à la condition que l'ouverture anormale permette une libre évacuation des fèces, suffisante pour éviter les désastreuses conséquences d'une obstruction chronique. »

Observation XVII (1899).

P. Berger. — Abouchement anormal du rectum à la fourchette. Restauration de l'orifice anal. Plus tard, rétention menstruelle et hémocolpos. Rétablissement du conduit vaginal. *Revue de chirurgie*, 1899 (août), t. II, p. 133-149.

« Amélie A..., âgée de 12 ans, m'a été amenée pour la première fois à l'hôpital Lariboisière en 1893. Elle était atteinte d'une malformation complexe de l'anus et des organes génitaux internes, s'accompagnant d'une incontinence des matières fécales. Je n'ai pu recueillir aucun renseignement précis sur la date à laquelle on s'était aperçu de la difformité dont elle était affectée; tout ce que j'ai pu savoir, c'est qu'elle avait toujours perdu involontairement ses matières; à l'âge de 5 ans, elle avait subi à Compiègne une première opération qui n'avait amélioré en rien son état. Six mois après, elle avait été admise à l'hôpital Trousseau, où on avait pratiqué une nouvelle opération qui n'avait pas remédié à son incontinence. Elle était restée 4 mois à l'hôpital. Depuis cette époque jusqu'à la première opération que je lui ai faite, elle aurait constamment souffert du ventre.

Voici quel était son état lorsque je la vis pour la première fois :

La fillette, âgée de 12 ans, est peu développée et ne paraît pas son âge. Elle perd involontairement ses matières, qui la souillent constamment. Elle se plaint de pesanteur du ventre et de douleurs hypogastriques. Les urines sont rendues normalement. Il n'y a pas d'autres malformations que celles sur lesquelles nous allons attirer l'attention.

L'orifice anal est reconnaissable. Il est situé à la place normale et marqué par une dépression de quelques millimètres de profondeur, entourée d'un bourrelet cutané. Le bourrelet est contracté : il est manifestement doublé d'un sphincter, mais il ne présente pas de plis rayonnés. *La dépression anale*, un peu ovalaire, à grand axe dirigé d'avant en arrière, *est imperforée et se termine en cul-de-sac.*

Le périnée est court et présente une cicatrice ancienne ; il est étroit, et *les ischions paraissent plus rapprochés* l'un de l'autre qu'ils ne devraient l'être.

L'orifice vulvaire est assez allongé d'avant en arrière. Il présente des petites lèvres et un clitoris bien développés, encadrés par des grandes lèvres faisant un relief à peine sensible. L'orifice uréthral est situé très en arrière du clitoris. Il est ovalaire et creusé en gouttière. En arrière de lui, jusqu'à la fourchette, on ne voit qu'un plan muqueux lisse, résistant, sans dépression ni saillie. Il n'y aucune apparence d'une ouverture vaginale, ni d'une cloison semblable à un hymen imperforé fermant cet orifice.

Mais, au niveau même de la fourchette, sur la muqueuse qui la tapisse, se voit un orifice punctiforme, entouré de quelques bourgeons charnus et situé sur la ligne médiane : cet orifice laisse écouler les matières fécales. Il est plus large et surtout plus dilatable qu'il ne paraît d'abord et laisse entrer sans difficulté une sonde de femme. Cette sonde se dirige, en haut et en arrière, dans une cavité spacieuse, où on peut l'enfoncer jusqu'au bout. En la faisant basculer de haut en bas, de manière à en appuyer l'extrémité sur la partie supérieure de la cloison qui sépare l'ampoule terminale du rectum de l'anus imperforé, on constate qu'une cloison assez épaisse existe à ce niveau.

Il y a donc imperforation de l'anus et du vagin et abouchement du rectum à la fourchette vulvaire. La malformation ano-rectale seule, pour le moment, réclame une intervention chirurgicale. Celle-ci paraît devoir être facile. Elle est pratiquée quelques jours après l'entrée de la petite malade.

Première opération. — *Restauration de l'orifice anal; occlusion de l'abouchement anormal du rectum à la fourchette.*

La malade étant endormie, une incision divise, d'arrière en avant, sur la ligne médiane, la dépression anale et le bourrelet qui l'entoure. En avant, cette incision est conduite jusqu'à l'abouchement rectal à la fistule, sans intéresser néanmoins cet orifice. Cette incision permet de sentir et de libérer le cul-de-sac rectal, dans lequel on a introduit une sonde métallique par la fistule de la fourchette. Cette libération se fait sans difficultés. L'abouchement anormal est alors circonscrit par une incision. Le rectum, complètement détaché de la fourchette, est attiré en arrière. On l'ouvre par une incision antéro-postérieure de 2 centimètres de long, à partir de l'orifice qu'il présente, et les deux lèvres de cette incision sont réunies, par deux étages de sutures, aux bords de l'incision pratiquée sur la dépression anale. Les extrémités antérieure et postérieure de l'incision périnéale sont alors fermées par quelques points de suture. Une sonde entourée de gaze au salol est placée dans l'anus ainsi reconstitué.

Les suites de l'opération furent normales. Les sutures et la réunion se maintinrent. Vers le 8e jour, une évacuation fut provoquée par une purgation. A partir de ce moment, les garde-robes se sont toujours faites régulièrement par l'anus sans aucune espèce d'incontinence, même quand il y avait de la diarrhée, plutôt avec une certaine tendance à la constipation.... »

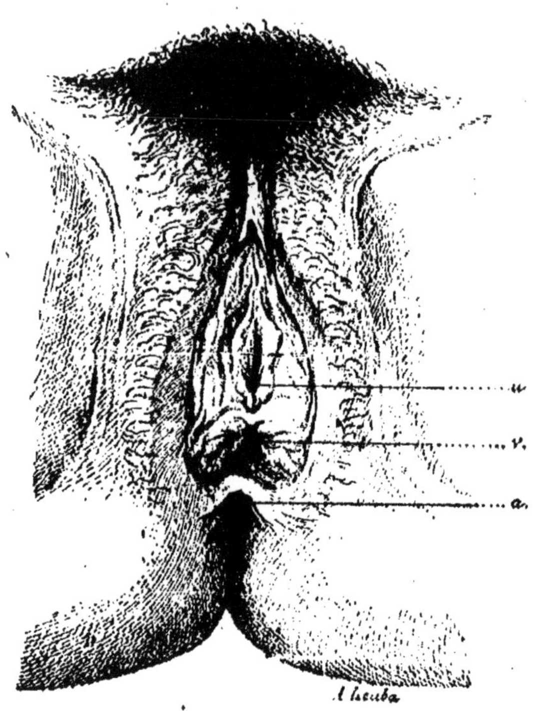

Fig. 11. — Aspect des parties deux ans après l'opération.

Remarque : La suite de l'observation se rapporte à la rétention menstruelle, qui se produisit 4 ans plus tard, ainsi qu'à l'opération qui dut être pratiquée pour y remédier, et, par conséquent, n'a rien à faire avec notre sujet. Plus loin, nous lisons :

«.... Notre jeune opérée, revue quelques années après, retenait parfaitement les matières, même liquides, et les gaz. Mais, quoiqu'il n'y avait eu aucun trouble fonctionnel, aucune difficulté pour aller à la selle, ni même de tendance à la constipation, il existait un certain degré d'étroitesse de l'anus. Ce n'était pas un rétrécissement cicatriciel, mais un reste d'atrésie congénitale, due à l'insuffisance du développement de la peau à ce niveau. Celle-ci ne présente pas, en effet, sa disposition habituelle, avec les plis rayonnés qui la caractérisent. Ce léger rétrécissement n'a, pour le moment, pas d'inconvénients. Reste à savoir si, avec l'âge, l'obstacle qu'il oppose à l'évacuation des matières, si faible qu'il puisse être, ne deviendra pas le point de départ de troubles divers dus à la constipation. »

Observation XVIII (1900).

(Hôpital général de Montpellier. Service de M. le professeur Estor.)

J.-C. Foata. — *Contribution à l'étude de la pathogénie et du traitement des malformations congénitales de l'anus et du rectum.* Thèse de Lyon, 1900.

« Yvonne E..., âgée de 6 mois, entrée à l'hôpital le 7 février 1899.

Antécédents héréditaires. — Père et mère bien portants. Aucune difformité congénitale dans la famille... La mère allaitait avec succès son enfant.

Antécédents personnels. — L'enfant n'a jamais été malade, mais elle a toujours été constipée. C'est en essayant de lui donner un lavement qu'on s'est aperçu de l'issue des matières fécales par l'orifice vulvaire.

État actuel. — Le 9 février, l'*anus est absolument bien conformé, mais imperforé;* des matières fécales sortent par la vulve. On peut faire pénétrer un stylet dans l'anus contre nature, situé au niveau de la commissure postérieure, et immédiatement en avant de l'hymen : ce stylet se dirige vers la concavité sacrée. État général très bon.

Opération. — 10 *février* 1899. — Anesthésie au chloroforme ; on place une sonde cannelée, recourbée en crochet, dans l'anus vulvaire, et on fait ensuite une incision allant de la dépression anale au coccyx. Guidé par le bec de la sonde, il est facile de trouver l'ampoule rectale, qui est incisée et fixée à la peau. L'enfant rend immédiatement une grande quantité de matières moulées.

13. — Pas de fièvre. Le résultat paraît très bon.

15. — Pas de fièvre. L'enfant va bien. Les sutures qui fixaient à la peau les parois rectales n'ont pas pu empêcher leur ascension ; aussi la plaie est-elle aujourd'hui complètement désunie.

27. — Dilatation.

8 *mars*. — Tous les jours on fait, avec le doigt, la dilatation du nouvel anus. Les matières passent encore largement par l'anus vulvaire.

8 *avril*. — Dilatation digitale répétée chaque jour. Il ne passe presque plus de matières par la voie anormale.

12. — La malade sort : la mère continuera deux fois par jour la dilatation digitale de l'anus opératoire.

5 *juin*. — L'enfant est revue. Guérison complète. L'anus nouveau fonctionne très bien. Il ne sort plus de matières par l'anus vulvaire. »

Observation XIX (1901).

P. Delbet. — Abouchement du rectum à la vulve. Anus périnéal, Incontinence des matières fécales et prolapsus de l'intestin. Fermeture de l'anus périnéal et transplantation de l'anus vulvaire. *XIVe Congrès français de chirurgie*, 1901, pp. 844-848.

« Ma malade, une dame L..., est aujourd'hui âgée de 30 ans. Au moment de sa naissance elle semblait bien constituée. Cependant, on ne tarda pas à remarquer qu'elle présentait fréquemment du ballonnement du ventre et avait une certaine peine à aller à la selle. L'accoucheur l'examina et constata que l'enfant présentait une malformation de l'anus. En examinant la région inter-fessière, on constatait, à la place normale de l'anus, une petite dépression infundibuliforme circonscrite par une peau légèrement plissée. La dépression était tout entière tapissée par de la peau mince et rosée au centre, plus épaisse et blanche à la périphérie. Au delà de l'anus, existait un corps périnéal mince, puis venait la commissure vulvaire. En écartant légèrement cette commissure, on apercevait un orifice à bords frangés, par lequel s'échappaient les matières fécales. C'était l'orifice anormalement placé de l'anus.

L'orifice admettait, m'a dit la mère de la malade, l'extrémité du petit doigt. On pensa donc que ses dimensions suffiraient à l'évacuation des matières, et on conseilla à la mère de la malade de faire simplement, en introduisant matin et soir, dans l'orifice, le doigt préalablement graissé, de la dilatation digitale. La malade vécut ainsi, tant bien que mal, jusqu'au 7e mois. Il serait plus exact de dire que l'enfant vécut mal, car elle se développa incomplètement, ne tarda pas à présenter des traces de rachitisme et un certain degré de scoliose qui persiste encore aujourd'hui.

A ce moment, fatiguée de faire une dilatation qui ne donnait que des résultats passagers, la mère consulta un jeune chirurgien des hôpitaux. Le chirurgien conseilla de profiter de la dépression infundibuliforme qui marquait la place de l'anus et d'aboucher à ce niveau le rectum à la peau. La famille accepta l'opération. La cloison qui séparait le fond de l'anus de la paroi rectale ayant été incisée, la muqueuse fut suturée à la peau. On ne toucha pas à la portion du rectum, étendu de l'orifice anal nouveau à l'orifice vulvaire. L'enfant présentait donc un rectum s'ouvrant en bonne place par l'orifice anal de nouvelle formation, plus un trajet qui, passant sous la peau du périnée, allait s'ouvrir à la commissure vulvaire.

L'opération, très habilement faite, donna d'abord un résultat idéal. L'orifice anal était suffisant, sans être trop large. La région présentait un aspect à peu près normal. L'enfant se développa bien. L'orifice, d'abord incontinent, s'adapta à sa fonction, si bien que, à la condition d'éviter les dérangements de corps, en allant à la selle matin et soir, et en se garnissant, l'enfant put mener une vie normale et que personne dans le monde ne pouvait se douter de son infirmité.

Mais cet état idéal ne s'est pas maintenu. Peu à peu, l'orifice anal de nouvelle formation s'est élargi. A 25 ans, la continence de l'orifice était déjà moins parfaite et les linges avec lesquels la malade se garnissait étaient souvent souillés. De plus, à chaque effort de défécation, la muqueuse s'engageait dans l'orifice, faisant un léger prolapsus.

La malade fit des lotions astringentes ; mais, malgré tous ses soins, l'état ne fit qu'empirer, et c'est pour chercher un remède à ces accidents qu'elle vint me consulter.

Fonctionnellement, elle est dans l'état suivant : il y a incontinence absolue des gaz ; ceux-ci n'ont d'ailleurs jamais été bien conservés. Au point de vue des matières, la malade a encore la sensation de besoin ; mais, si le besoin n'est pas immédiatement satisfait, les matières s'écoulent en partie et souillent le linge avec lequel la malade se garnit. De plus, la paroi rectale, mal soutenue, suit maintenant la muqueuse et se prolabe facilement. Dès que la malade fait une promenade un peu longue, elle sent le rectum se prolaber. Au moment des selles ou au moment des efforts, le rectum s'échappe par l'anus, et forme un volumineux prolapsus de 8 centimètres de long environ.

Le prolapsus est total et comprend toute l'épaisseur du rectum. Ce prolapsus se réduit d'ailleurs spontanément dès que l'effort cesse. Ces différents inconvénients rendent la vie de la malade des plus pénibles et il est évidemment indiqué d'y remédier si cela est possible.

En examinant la malade, on constate la situation suivante :

En arrière, l'orifice anal est à sa place normale, mais cet orifice est largement béant. Il présente, même quand on n'exerce sur les parties molles aucune traction, le diamètre d'une pièce de 1 franc. L'aire de cet orifice est occupé par une muqueuse rouge, enflammée et légèrement suintante. Au simple point de vue esthétique, la vue de cette muqueuse tomenteuse est parfaitement déplaisante. Au moindre effort, le rectum fait prolapsus. Le périnée est très court : il présente à peine 1 centimètre de hauteur. La vulve est légèrement béante, ce qui tient, d'une part, à ce que la commissure des grandes lèvres est manifestement reportée en arrière d'autre part, à l'abouchement du rectum à ce niveau. On aperçoit, en effet, entre les grandes lèvres, un orifice frangé. Dans cet orifice, on engage aisément l'extrémité du petit doigt. Celui-ci s'enfonce alors dans un trajet assez superficiel de 2 centimètres et pénètre par cette voie dans le rectum un peu au-dessus de l'orifice anal.

L'*orifice vulvaire de la fistule* est circonscrit par un *anneau élastique* de 3 millimètres environ. Le doigt introduit dans les différents orifices, si l'on dit à la malade de faire effort, comme pour retenir les selles, on ne constate aucune contraction dans l'orifice anal. Au contraire, le doigt introduit dans le trajet fistuleux congénital est légèrement serré. La stricture n'est pas due à une contraction active de l'anneau élastique qui ferme l'orifice vulvaire de la fistule, mais se produit dans le trajet de la fistule. Y a-t-il là un sphincter à fibres éparses ? Il est plus probable que les fibres qui se contractent appartiennent au releveur de l'anus que l'on sent se tendre pendant l'effort.

Etant donné cet état local, on pouvait faire à la malade diverses propositions. On pouvait proposer :

1° De rétrécir l'orifice anal, soit par une suture simple sous-muqueuse, soit après excision d'un triangle cutané muqueux à base anale ;

2° D'opérer le prolapsus par coccyrectopexie, ou après excision de la muqueuse suivant le procédé de Delorme ;

3° De fermer l'orifice anal et de transplanter la fistule vulvaire en bonne place.

Le rétrécissement simple de l'orifice anal ne me paraissait pas devoir donner un résultat suffisant. J'aurais obtenu un orifice plus petit ; j'aurais fait disparaître l'aspect déplaisant dû à la saillie de la muqueuse ; mais l'effet de mon intervention était presque nécessairement passager. D'une part, le relâchement des tissus, d'autre part, le rectum qui tendait incessamment à s'engager dans l'anus, auraient amené peu à peu la dilatation de l'orifice et la malade se serait trouvée dans les mêmes conditions qu'avant l'opération. Enfin, en tout état de cause, je ne pouvais espérer rendre à ma malade un orifice continent.

La coccyrectopexie était insuffisante, puisqu'elle se serait opposée au prolapsus, mais n'eût pas modifié l'état de l'orifice anal.

Quant à l'opération de Delorme, elle me parut d'abord complètement indiquée. En incisant un manchon de la muqueuse rectale et en fixant une partie élevée de la muqueuse à la peau, je raccourcissais le rectum. D'autre part, la traction exercée par la muqueuse aurait amené fatalement un plissement de la paroi musculaire du rectum ; les fibres musculaires, ainsi ramassées, auraient pu jouer le rôle de sphincter. Mais, à la réflexion, je compris que cette opération ne pouvait être exécutée. Le rectum n'était pas véritablement en prolapsus : il était plus exact de dire qu'insuffisamment fixé, il était en quelque sorte exprimé par les contractions de l'intestin et de la paroi ; il remontait dès que la pression cessait. Dans ces conditions, il était à craindre que les sutures ne tinssent pas, ce qui aurait exposé ma malade aux inconvénients d'un rétrécissement cicatriciel du rectum. Enfin, dans ces diverses hypothèses, je laissais, inutile et gênante, la fistule recto-vulvaire. Je m'en tins donc au dernier projet : fermer purement et simplement l'anus périnéal et transplanter l'orifice vulvaire au périnée. Je mettais ainsi les choses en état et je courais chance de donner à ma malade un anus continent.

Je serai bref sur les détails opératoires. Le 5 mars 1901, la malade est endormie à l'éther : je l'opère avec l'aide de MM. Nicaise et Guizet, internes de M. le professeur Le Dentu. J'incise circonférentiellement la muqueuse de l'anus périnéal, je décolle le rectum des parties molles et ferme la brèche intestinale à ce niveau par un double plan de suture au catgut. Laissant la brèche cutanée ouverte, je fais ensuite, en avant de l'orifice de l'anus vulvaire, une incision transversale, légèrement concave en arrière, débordant à droite et à gauche de la ligne médiane de 2 cm. 5 environ. *Je décolle soigneusement en avant la muqueuse rectale de la muqueuse vaginale, à une profondeur de 5 centimètres environ*, puis je réunis transversalement les deux côtés de mon incision cutanée à l'aide de fils d'argent placés profondément. Je fis, en somme, une périnéorraphie, reconstituant ainsi la vulve, et, derrière celle-ci, un périnée de dimensions normales. Le pont qui séparait l'anus intestinal de la dépression cutanée où siégeait l'anus artificiel ayant été sectionné, je pus ramener en arrière l'anus vulvaire à la peau, en position normale. Je fis, en somme, la transplantation de l'anus suivant le procédé de Nélaton, tel que M. Kirmisson l'a remis en honneur. Les suites opératoires furent d'abord des plus simples. La malade fut constipée pendant 6 jours. Le 7e jour, je donnai un premier purgatif, mais il ne provoqua pas d'évacuation. Le lendemain, un nouveau purgatif amena l'expulsion de quelques selles liquides. Mais l'évacuation était insuffisante, le ventre se ballonnait : la malade souffrait de violentes coliques, et il était évident que la dilatation spontanée de l'anus que j'avais escomptée ne se faisait pas : il y avait obstruction. Mes sutures résistaient cependant à tous ces efforts.

Le 12 mars, ayant légèrement endormi la malade, je constatai que sous l'influence de la poussée des matières, la partie du trajet du rectum à l'anus s'était dilatée, que le seul point étroit était l'anneau élastique intermédiaire à la muqueuse et à la peau. Je débridai latéralement avec un bistouri boutonné l'anneau élastique qui marquait la terminaison de l'intestin et formai la plaie en abaissant la muqueuse rectale. Puis, je pratiquai l'évacuation, avec une curette, de matières fécales dures, accumulées dans le rectum. A partir de ce moment, la guérison se fit sans encombre.

Actuellement, 8 mois après l'opération, la malade va aussi bien que possible.

La vulve et le périnée ont un aspect absolument normal.

L'anus est en bonne place, un peu en avant cependant de sa situation normale : il n'est plus béant, mais fermé par l'élasticité des tissus de la région anale. Le doigt introduit dans le rectum sent, quand on fait pousser la malade, une légère constriction. La malade ne retient toujours pas les gaz, mais retient suffisamment les matières, et son linge, quand il est souillé, ne présente qu'une tache insignifiante. Le prolapsus a complètement disparu. En somme, la situation est infiniment supérieure à celle qu'avait faite à la malade l'anus périnéal. »

Observation XX (résumée) (1901.)

Tatiana Gouriane. — *Malformation congénitale de l'anus. Atrésie anale et abouchement du rectum à la vulve.* Thèse de Lausanne, 1901 (*sur un cas du professeur César Roux*).

— B. B..., 19 ans, entrée le 8 juin 1899 à l'hôpital de Lausanne, sortie le 8 septembre de la même année. Orifice du vagin normal ; hymen annulaire dont l'ouverture admet le doigt. Fossette naviculaire très profonde, dans laquelle s'ouvre un anus ectopié entouré de plis radiés (fig. 12), et séparée du vagin par une cloison très mince. La défécation a toujours été normale et régulière.

Opération le 12 juillet 1899. — « On fend la peau par une incision antéro-postérieure à l'endroit où devrait normalement se trouver l'anus..., sur une longueur de 3 centimètres et demi. On rencontre une sorte de sphincter externe qu'on respecte et, au-dessous de l'incision, on trouve une sangle musculaire, qui paraît être le muscle releveur de l'anus et qu'on respecte également. Avec le doigt introduit dans la plaie, on arrive jusqu'à la face postérieure du bord inférieur du rectum : on la décolle du tissu conjonctif lâche qui l'entoure. Puis on tamponne les deux cavités, vaginale d'abord, rectale ensuite. On fait une incision entourant complètement l'orifice du rectum dans le cloaque recto-vaginal.

On libère ainsi ce bout terminal et on le décolle aux ciseaux courbes ; puis, un doigt est introduit dans le sphincter, par l'anus artificiel, et on va chercher ce bout terminal auquel on fait traverser le périnée. On l'attire dans la plaie cutanée, où on l'étale, après avoir fait l'hémostase de cette plaie inférieure, et on suture au catgut la muqueuse rectale aux bords de la plaie. On attire

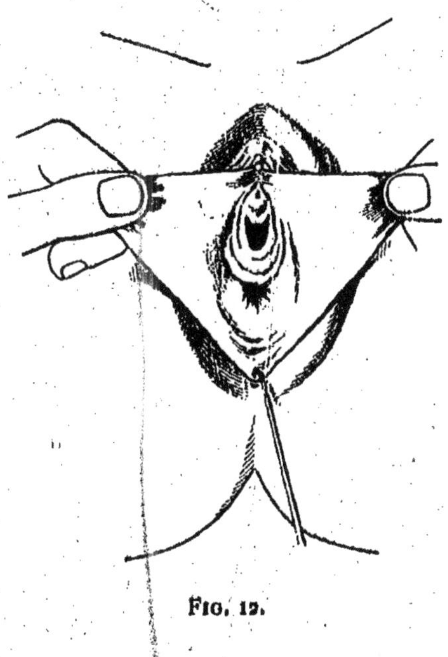

FIG. 12.

un peu sa face postérieure avec du catgut, plus que sa face antérieure, de façon à lui faire faire un coude terminal, comme à l'état normal. Hémostase de la plaie ; suture inférieure en arrière des grandes lèvres ; suture des bords créés par l'incision, qui circonscrivent le bout intestinal.

Cette suture détermine une sorte de rétrécissement qui reconstitue un vestibule au vagin. On draine la plaie inférieure : le drain sort par l'incision primitive, et non par un orifice spécial. On tamponne le tout avec une fine mèche de gaze iodoformée ; pansement léger. »

Le drain est enlevé 6 jours plus tard.

Le 22 juillet, on constate, au moyen du doigt introduit dans l'anus, « qu'*il existe un sphincter qui se contracte et se relâche à vo-*

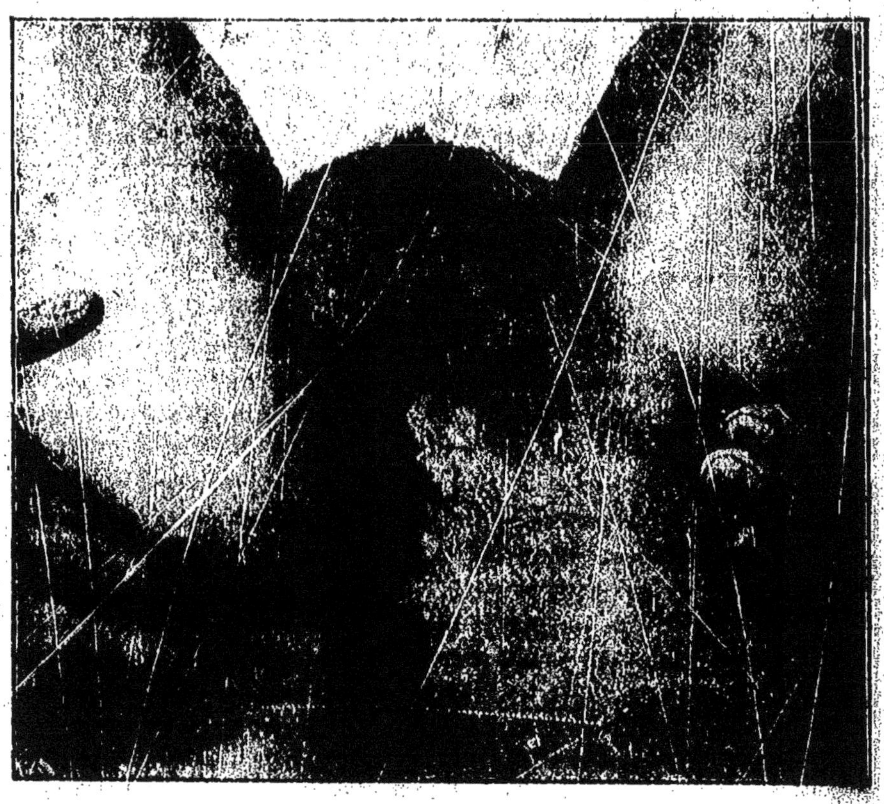

Fig. 13.

lonté . Après quelques difficultés pour l'expulsion d'un bol fécal volumineux et durci, on obtient, à partir du 1er septembre, des selles normales et spontanées, et le 8 septembre la malade, complètement guérie, quitte l'hôpital avec un « périnée solide, bien cicatrisé, large de 3 à 4 centimètres environ. Cloison recto-vaginale épaisse ; le sphincter anal se contracte bien et pince le doigt. Vulve de dimensions et d'aspect normal. Etat général excellent. »

Le résultat reste bon, et deux ans plus tard, en 1901, la guérison est parfaite. L'aspect des parties est alors celui qui est représenté par la figure 13 (1).

Observation XXI (1902).

P. Ferraresi. — Contributo all' intervento chirurgico nei vizii di conformazione dell' ano e del retto. Observ. I. *Riforma medica*, Rome, 1902, II, p. 686-692 (*traduction de l'auteur*).

« Lombardi Santa..., âgée de 10 ans, a toujours expulsé les matières fécales par la vulve et éprouve depuis quelques années des phénomènes de rétention stercorale. Diagnostic : absence d'ouverture anale à son siège anatomique ; anus vulvaire situé à la partie antérieure de l'hymen.

Intervention opératoire le 14 juin 1898. On introduit une sonde dans l'orifice anormal. En soulevant le pavillon de la sonde, on en sent saillir la pointe dans la région périnéale. Incision, sur la ligne médiane, de la peau et des tissus sous-jacents, jusqu'à la rencontre de l'ampoule rectale. Isolement complet de l'ampoule rectale des tissus voisins. Abaissement, ouverture, puis suture de la peau qui limite l'incision périnéale de l'ampoule ainsi abaissée.

Le 22 juin, l'expulsion des matières par la nouvelle ouverture anale s'accomplit parfaitement bien et sous le contrôle de la volonté. On ne voit plus trace de la communication entre la vulve et le rectum. »

N.-B. — L'observation III du même article de cet auteur est

(1) Le cliché de cette planche, qui est tirée de la thèse de Mlle T. Gourlane, a été mis obligeamment à notre disposition par M. le professeur Roux, de Lausanne, auquel nous sommes heureux d'exprimer ici publiquement nos sincères remerciements.

intéressante en ce qu'elle offre un remarquable exemple de la *réunion de plusieurs malformations congénitales chez un même sujet*, Paluniccio Flora, âgée d'un jour, qui, outre une imperforation anale, présentait un spina bifida de la région sacrée et un pied-bot varus équin.

Observation XXII (1903).

Galtier. — Abouchement anormal du rectum. Anus vulvaire. *Journal de médecine de Bordeaux*, 1903, t. XXII, p. 465. — *Enfant âgé de 3 mois* (*présenté le 8 juin 1903 à la Société d'anatomie et de physiologie de Bordeaux*).

« Il a rendu son méconium normalement, et, depuis, souillé régulièrement ses langes. Les parents ne se sont aperçus de rien d'anormal, et c'est à l'occasion d'une constipation datant de 3 jours qu'ils viennent nous consulter.

En examinant l'enfant, nous apercevons, au niveau de l'anus, une membrane anale, parfaitement nette, avec ses *plis radiés bien apparents*, *et imperforée*. Cette membrane est souple, semble peu épaisse, et on devine, au-dessous, la présence de l'ampoule rectale. A la partie postérieure de la vulve, *entre la fourchette et le vagin*, nous découvrons un orifice qui regarde un peu en avant. Cet orifice permet l'introduction d'une sonde de calibre 8 à peu près. Il donne accès dans une *ampoule rectale volumineuse*. Cette ampoule et l'intestin paraissent remplis de matières. En pressant sur le ventre, ces matières sortent en se moulant à travers cet orifice et produisent quelque chose d'analogue, comme forme et volume, à ce que l'on nomme les serpents de Pharaon.

Cette facilité à l'issue des matières fécales semble indiquer qu'il n'existe *pas de sphincter à ce niveau* pouvant s'opposer à leur sortie. Un stylet introduit dans cet orifice vient facilement soulever la membrane anale.

M. le docteur Courtin fait une incision au niveau de cette

membrane ainsi soulevée : l'ampoule rectale se présente ; elle est sectionnée de même et la muqueuse suturée à la peau.

Le *résultat opératoire* a été *parfait*. L'enfant possède un orifice anal continent et l'on sent très bien, en introduisant le doigt dans le rectum, la présence du sphincter de cet orifice. »

Suivent des considérations embryologiques sur la pathogénie.

Mais il n'est pas fait mention de l'oblitération de l'abouchement anormal.

Observation XXIII (*inédite*) (1904).

Nous avons lu, il y a quelques semaines, dans la *Revue internationale de médecine et de chirurgie*, sous la signature de M. le professeur Kirmisson, les lignes suivantes :

« Le deuxième cas (actuellement dans le service) est celui d'une fillette de 11 mois, ayant une imperforation anale compliquée d'ectopie vulvaire de l'anus. En examinant la malade dans la position de la taille, on constatait que le périnée présentait une conformation normale, mais point de trace d'anus ; et, au niveau de la commissure de la vulve, à sa partie inférieure, on observait un petit orifice de 3 à 4 millimètres, recouvert d'une muqueuse un peu jaunâtre, par lequel s'écoulent les matières (1). »

Nous nous sommes adressé à M. Kirmisson pour savoir si une intervention avait été pratiquée, et il nous a *aimablement* donné les renseignements qui suivent :

Il s'agissait d'une fillette nommée Raymonde M... Le 15 janvier 1904, après une incision allant jusqu'à la pointe du coccyx, la transplantation de l'anus au périnée avait été pratiquée selon

(1) Kirmisson, Les imperforations et anomalies de l'anus et leur traitement. *Revue internationale de médecine et de chirurgie*, t. XV, p. 56-58, n° du 25 février 1904.

le procédé ordinaire. Les sutures avaient été faites à la soie et les résultats immédiats paraissaient satisfaisants. Mais les parents avaient fait sortir la fillette de l'hôpital des Enfants-Malades contre la volonté formellement exprimée de M. Kirmisson.

Nous sommes alors allé aux renseignements, à l'adresse qui nous a été indiquée. La mère nous a appris que l'enfant jouit d'une excellente santé. Elle est en nourrice à Corbeil. Depuis 8 mois qu'a eu lieu l'opération, la défécation s'est toujours accomplie normalement. Il n'y a jamais eu ni incontinence, ni diarrhée, ni constipation.

Remarque. — Nous avons, en outre, déjà relaté, au cours de notre ouvrage, quatre autres observations, non encore traduites en français, savoir :

Observation XXIV.

H. Tuck, p. 36, renvoi.

Observation XXV.

P. Reichel, p. 37, renvoi.

Observation XXVI.

E. Springfield, p. 38, renvoi.

Observation XXVII.

R. Winternitz, p. 85, renvoi.

CONCLUSIONS

I. — *L'abouchement anormal du rectum à la vulve*, la plus fréquente des malformations anales après l'imperforation simple, est une infirmité *essentiellement curable* et *radicalement curable.*

II. — La *transplantation* de l'abouchement anormal au périnée est l'*opération de choix ;* le terme de transposition de l'anus est tout à fait impropre.

III. — La supériorité de cette intervention découle de ces deux faits, qu'elle *rétablit les rapports normaux* des parties et qu'elle *ménage les sphincters.*

IV. — Cette opération, qui, jusqu'à ce jour, variait suivant les chirurgiens, peut et doit se pratiquer désormais avec une TECHNIQUE *parfaitement réglée*, EN CINQ TEMPS *opératoires distincts*, telle que l'a établie M. le professeur Marion et que nous l'avons décrite d'après lui.

V. — La *résection circulaire de l'anneau fibreux inextensible*, qui entoure généralement l'orifice anormal, est *indispensable* au bon résultat final de l'opération.

VI. — Le PRONOSTIC *opératoire* est TOUJOURS BÉNIN et les *résultats*, immédiats ou éloignés, toujours bons, quelquefois *excellents*, au triple point de vue *physique* (guérison de la malformation), *moral* (mariage et maternité) et *esthétique* (aspect des parties).

VII. — La *transplantation peut être pratiquée sans dangers dès les premiers jours* ou au moins dès les premières semaines *de la vie*, ainsi que le démontrent sept de nos observations.

VIII. — Donc, cette opération doit, comme *intervention d'urgence, en cas d'atrésie complète*, être préférée, *lors de la naissance*, à l'anus d'Amussat ou à toutes les opérations palliatives, et si l'une de ces dernières est pratiquée, ce ne doit être qu'à titre purement provisoire.

IX. — Il vaut mieux *attendre le 2e ou le 3e jour* après la naissance pour opérer, plutôt que de le faire le 1er jour de la vie.

X. — Quand il n'y a pas urgence, le MOMENT DE CHOIX pour pratiquer l'intervention est IMMÉDIATEMENT AVANT LE SEVRAGE (12-18 mois).

XI. — A partir de cette époque, les résultats sont d'autant meilleurs qu'on opère plus tôt.

XII. — Cette opération peut aussi se pratiquer chez l'adulte *à tout âge ;* mais, si le pronostic opératoire est tout aussi bénin, les résultats définitifs sont moins parfaits.

XIII. — La *transplantation* peut et doit être pratiquée *secondairement* à tout âge, *quand c'est une intervention différente* (toujours insuffisante) *qui a eu lieu antérieurement.*

XIV. — Les accidents opératoires et les incidents post-opératoires (ouverture du rectum et fistules, infection des points de suture) peuvent être évités ou atténués par l'emploi de *sutures à points nombreux et rapprochés*, une bonne coaptation des parties et une minutieuse *asepsie opératoire et post-opératoire.*

XV. — La *technique* que nous avons décrite a encore l'avantage de *s'appliquer* presque sans modifications *aux anus vaginaux*, qu'ils soient bas situés ou haut situés.

INDEX BIBLIOGRAPHIQUE

A. — BIBLIOGRAPHIE CHRONOLOGIQUE

1787-1880

* **Bertin**, Mémoire sur les enfants qui naissent sans un véritable anus. *Mémoires de l'Académie royale des Sciences* de 1771, Paris, 1787, XV, 275-292.

* **P. Serand**, *Sur quelques vices de conformation congéniale de l'anus et du rectum, qui, s'opposant à l'évacuation des matières fécales, doivent faire recourir à l'opération proposée par Littre*, Montpellier, 1814, in-4.

C.-L. Lépine, *Considérations sur les vices de conformation curables, et en particulier sur ceux du rectum et de l'anus*, Paris, 1822, in-4.

* **F. Walek**, *De intestini recti anomaliis*, Vindobonæ, 1822, in-8.

Léotaud, Observation d'une oblitération congénitale du rectum chez un enfant du sexe féminin. Opération inutile. Mort au quatrième jour de la naissance. *Bulletin de la Société anatomique de Paris*, 1839, XIV, p. 84-92.

A. Bérard, Anus anormal s'ouvrant dans la commissure postérieure de la vulve chez une jeune fille ; établissement d'un anus artificiel dans la région anale. *Gazette des hôpitaux*, 1844, 2e s., VI, p. 286.

Dieffenbach, *Operative Chirurgie*. Leipzig, 1845.

Guillon, Anus vulvaire congénital avec diverses complications. Opération. Guérison. *Gazette médicale de Paris*, 1847, 3e s., II, p. 992.

Hoffmann et Gelliez, Anus ouvert dans le vagin. Opération selon le procédé de Malgaigne. *Revue de médecine et de chirurgie*, 1851, X, p. 370-372.

* **E. Jakubowski**, Angeborene Atresia Ani bei einem sechsmonatliche Madchen. Communication des Mastdarms mit der Scheide. Operation

Heilung. *Med. Zeitung Russlands.* Saint-Pétersbourg, 1851, VIII, p. 134-136.

W. Parker, Operations on the Rectum and Anus for malformations, laceration of the sphincter, hypertrophy of the sphincter from spasmodic contraction, constricture and ulceration of the Rectum and Colon. *New York Journal med.*, 1854, n. s., XIII, p. 319-336.

J. Naudin, Imperforation du rectum avec fistule recto-vaginale. Opération. Guérison partielle. Considérations sur les atrésies rectales. *Journal de médecine, de chirurgie et de pharmacie de Toulouse*, 1860, 3e s., V, p. 129-141.

' **H.-P. Browne**, Anal orifice within the labia majora, separated from the vagina by a mucous septum. *Dublin. Journ. of med. Sc.* 1861, XXXI, p. 255.

Léon Le Fort, *Vices de conformation de l'utérus et du vagin.* Paris, 1863.

F. Rizzoli, Intorno ad una operazione chirurgica exeguita per la cura di un'atresia dell'ano con isbocco del retto intestino nella vulva e suo resultato finale. *Bullet. di Scien. medic. di Bologna*, 1864, 4e s., XXII, p. 346-360.

Pont-Reaulx, Note sur un cas de vice de conformation : ouverture du rectum à la partie postérieure de la vulve, entre l'hymen et la fourchette. Absence de vésicule biliaire, hernie ombilicale étranglée. *Bulletin de la Société anatomique de Paris*, 1864, XXXIX, p. 100-104.

Herrgott, Imperforation de l'anus, communication du rectum avec le vagin. *Gazette médicale de Strasbourg*, 1866, p. 81-84.

Stoltz, De l'atrésie de l'anus avec ouverture du rectum dans la vulve et de la périnéocheilorrophie dans la cure du prolapsus de la matrice. *Gazette médicale de Strasbourg*, 1867, XXVII, p. 117-120.

H. Pinkney, Case of entire absence of anus with recto-vaginal fistula successfully treated. *Medical Record.* N.-Y., 1867-1868, II, p. 228.

F. Rizzoli, Apparato muscolare ano-perineale rinvenuto nel cadavere di una fanciulla da tempo sottoposta a chirurgica operazione per atresia anale con isbocco del retto intestino nella vulva. Vantaggi che se n'ebbero e che non mancarono in una bambina di recente del pari operata. *Bullet. scient. medic. Bologna*, 1872, 5e s., p. 241-271 (et *Gazette médicale de Strasbourg*, 1872-1873, XXII, p. 229-231).

' **L. Amabile**, L'ano vulvare et il processo del Rizzoli a proposito di un caso felicimento operato. *Morgagni*, Naples, 1872, XIV, p. 777-827.

Reibel, De l'anus vulvaire et de diverses ouvertures et fistules recto-vulvaires et recto-vaginales et de leur traitement. *Gazette médicale de Strasbourg*, 1874-1875, XXXIV, p 78-81.

H. Lee. Case of imperfect developement of the circular muscular fibres of rectum and vagina. *Medic. chirurg.*, Londres, 1874, t. LVII, p. 1-4.

G. Melchiory, Ano vulvare. Nota clinicho. *Ann. univ. di medic.* Milan, 1875, CCXXXII, p. 3-17.

H. Tuck, A case of atresia ani vaginalis. *Boston Medic. and Surgic. Journal*, 1876, II, 283-284.

* **Pollock**, Malformation congénitale. Fœces passed per vaginam. *Saint-Georges Hosp. Rep.*, 1877-78, London, 1879, t. IX, p. 848.

1880-1890

J. S. Morris, Imperforate anus and recto-vaginal fistula. *American Medical bi-weekly*, New-York, 1881, t. XIII, p. 110.

A. Ricateau, *Quelques observations d'anus vulvaires*. Thèse de Montpellier, 1881.

Ronzier-Joly, Cas d'imperforation de l'anus avec communication anormale, par un trajet étroit, du rectum avec la partie inférieure du vagin. *Gazette hebdomadaire des sciences médicales de Montpellier*, 1881, t. III, p. 556.

* **Raye**, Woman without a perinæum; the rectum and vagina ended in a common cloaca. *Indian medical Gazette*, Calcutta, 1882, XVII, p. 73.

F. Rovillain, *Contribution à l'étude des vices de conformation de l'anus et du rectum et en particulier de l'anus vulvaire. Son traitement*. Thèse de Paris, 1882.

E. Tachard, Arrêt de développement de l'anus. Abouchement anormal du rectum dans le vagin. Mort de l'enfant au bout de six semaines. *Revue médicale de Toulouse*, 1885, t. XVII, p. 161-171.

R. Winternitz. Ein Fall von Atresia Ani mit Einmündung des Rectums in Vestibulum Vaginæ. *Prag. Medic. Wohnschr.*, 1885, t. VIII, p. 149.

J. H. Aveling, A case of congenital vulvar anus cured by operation. *Lancet*, 1884, t. II, p. 1085.

Lannelongue, Note sur les cloisons congénitales du rectum, indications chirurgicales qui peuvent en être la conséquence. *Bulletins et Mémoires de la société de chirurgie de Paris*, 1884, n. s. t. X, p. 200-211.

C. Féré, Contribution à la physiologie du sphincter de l'anus. *Comptes rendus de la Société de Biologie*. Paris, 1885, t. II, p. 437-441.

* **G. Giri**, Supra un caso di ano retto-vulvare. Operazione seguita da guarigione *Raccoglitore medic.*, Forli, 1887, t. IV, p. 207-212.

Curling, Inquiry into the treatment of congenital imperforation of the Rectum. *Medical and surgical Transactions*, XLII, 1889, p. 271.

E. Springfield, *Vierteljaresschrift für gerichtlich. Medicin*. Bd. I, 1889.

P. Reichel, Die Entwicklung des Dammes und ihre Bedeutung für die Enstehung gewisser Missbildungen. *Zeitschrift für Geburtshülfe und Gynœkologien*, Berlin, 1888, XIV.

P.-E. Duros, *De l'imperforation de l'anus avec abouchement congénital du rectum dans le vagin*. Thèse de Paris, 1889.

Dechambre, *Dictionnaire encyclopédique des sciences médicales*, in-8, 1865-1889. (Article de Trélat sur les vices de conformation de l'anus et du rectum.)

1890

Puech, *Abouchement congénital du rectum à la vulve et au vagin*. Thèse de Montpellier, 1890.

. **Retterer**, Sur l'origine et l'évolution de la région ano-génitale chez les Mammifères. *Journal de l'Anatomie*, 1890.

E. Retterer, Du développement de la région anale chez les Mammifères. *Comptes rendus de la Société de Biologie*, 1890, t. II, p. 51-54.

1891

. . . .

1892

Karl Abel, Article publié dans les *Archives of Gynæcologia de New-York*, 1892 (cité par H. Thompson dans le *Lancet* de 1894).

E. Anders, Ueber das operative Verfohren bei congenitaler analer und rectaler Atresia, sowie Aussmundungen des Rectum in das Urogenital System. *Archiv für klin. Chirurg.*, Berlin, 1892-93, t. XLV, p. 489-571.

A Broca, Le traitement des malformations ano-rectales. *Revue pratique d'obstétrique et de pédiatrie*, 1892, t. V, p. 299-309.

F. Colzi, Ano vulvare ; ripositione dell'ano nella positione normale ; guarigione. *Clinic. Chirurg.*, Firenze, in-8, 1892, p. 163.

G. I. Himmelfarb, Zur Lehre von den Angeborenen Anomalien der weiblichen Geschlechtorgane. Anus præternaturalis vestibularis bei einen 14 jarigen Mädchen. *Archiv für Gynækolog.*, Berlin, 1892, t. XLII, p. 372-380.

1893

Grossich, Atresia ani cum fistula vestibulari. Operation, Heilung. *Pest. medic. und chirurgic. Presse*, Budapest, 1893, t. XXIX, p. 313-315.

M. M. Kuznezoff, Méthodes de traitement de l'anus anormal. *Chir. Vestnik*, Saint-Pétersbourg, 1893, t. IX, p. 137.

B. Pincus, Ueber den Anus præternaturalis vestibularis et vaginalis. *Samml. Klinisch. Vortr.*, Leipzig, 1893, n° 80.

Rautsoïu, Imperforation complète de l'anus et abouchement anormal du rectum à la vulve. Opération. Guérison. *Revue mensuelle des maladies de l'enfance*, 1893, XI, p. 27, 30.

Ricard et Bousquet, *Traité de pathologie externe*, 2e édition, 3 vol. in-8, Paris, 1893.

*R. **Seidler**, Ein fall von anus vaginalis bei Verdoppelung des Uterus und der Scheide. *Arbeit. A. d. pathol. Inst. in Götting*, Berlin, 1893, p. 221-231.

Wetner, Fünf Falle von Angeborener After-Enge. *Memorabilia Heilbr.*, 1892-1893, XII, p. 193-198.

1894

A. A. **Buckmaster**. The vaginal anus and its treatment, as illustrated by the report of a case and suggestion for a method of forming an artificial sphincter. *New York medical Journal*, 1894, t. LX, p. 168-170.

R. **Froelich**, De l'imperforation ano-rectale. Restauration du rectum dans tous les cas. *Gazette hebdomadaire de médecine*, 1894, LXVII, p. 375.

Newman, Imperforate anus in a girl 8 years of age. Operation. Recovery. *The Lancet*, 1894, t. I, p. 741.

H. **Thompson**, Imperforate anus with recto-vaginal fistula in a patient 19 years of age. *The Lancet*, 1894, t. I, p. 403.

* E.-S. **Camillieri**, Ano anormale congenito. Operazione. Guarigione. *Bollet. medic. chirurg.*, Tunisi, 1894, t. I, p. 33-36.

1895

A. **Cioja**, Vizi di conformazione dell' ano e del retto dei neonati. *Giorn. per l. Levatrici*, Milan, 1895, IX, p. 130-139.

T. **Dwight**, A case of anus vulvaris, with remarks on congenital communication of the vulva and rectum. *Americ. Journal of medic. scien.*, Philadelphia, 1895, t. CIX, p. 433-436.

C. **Figini**, Vizi di conformazione dell' ano e loro cura. *Clinica chirurgica*, Milan, 1895, III, p. 113-119.

Freeman, *Philadelph. Medical News*, septembre 1895.

Kirmisson, L'ectopie de l'anus dans les voies génitales chez la femme. Son traitement. *Rev. gén. de clin. et de thérap.*, 1895, t. VIII, 2e partie, p. 72.

Kirmisson, Absence de l'anus et du rectum en coïncidence avec des malformations multiples. Opération, mort, autopsie. *Revue d'orthopédie*, 1895, t. VI, p. 284-290.

1896

Kirmisson, Ectopie vulvaire de l'anus guérie par la transplantation de l'anus au périnée. *Bullet. et Mémoires de la Société de chirurgie*, 1896, p. 805.

Lebrun, Imperforation de l'anus; abouchement anormal du rectum à la paroi postérieure du vagin. *Annales de la Société belge de chirurgie*, Bruxelles, 1896-1897, t. IV, p. 304-806.

1897

P. Petit, Traitement de l'anus vulvaire congénital par la transplantation périnéale. *Revue pratique d'obstétrique et de gynécologie*, 1897, t. XIII, p. 125-186.

P. Petit, Anus vulvaire congénital. Transplantation périnéale. *Gazette médicale de Paris*, 1897, n° 13.

J. Van Gorkon, *Ueber Atresia Ani congenita mit abnormer Mündung des Darmes und die Entwicklungsgeschichtliche Deutung derselben, nebst Mittheilung eines Falles von Anus vulvo-vaginalis bei einer erwaschsenen Frau*, Kœnigsberg, 1897, in-8, 22, p. 2 planches.

1898

A. Becco, *Sulla pathogenesi di una rara anomalia di sviluppo degli organi genitali feminei, dell' ano e del retto, e sulla opportunita dell' intervento chirurgico*, Savone, 1898, 20 p. in-8.

'**Charvat**, Operace Atresiae ani vaginalis dvon dobach. *Casop. lek. cesk*, v. Praze, 1898, t. XXXVII, p. 542.

Duplay et Reclus, *Traité de chirurgie*, t. VI, 1898. Article Rectum et anus, par MM. Faure et Rieffel.

F. C. Fitz-Gerald, A case of atresia ani vaginalis. *British medical Journal*, 1898, t. I, p. 945.

W. Horrocks, A case of atresia ani vaginalis. *The Lancet*, 1898, t. I, p. 1398.

Kirmisson, *Traité des maladies chirurgicales d'origine congénitale*, avec 812 fig. et 2 pl. in-8, Paris, 1898.

Steele, Atresia ani vaginalis. *British medic. Journal*, 1898, t. I, 1857.

Tourneux, *Précis d'embryologie humaine*, avec 156 fig. in-8, Paris, 1898.

1899

A. Broca, Des malformations ano-rectales. *Indépend. médicale*, 1899, t. V, p. 41.

P. Berger, Abouchement anormal du rectum à la fourchette. Restauration de l'orifice anal. Plus tard, rétention menstruelle et hémocolpos. Rétablissement du conduit vaginal. *Revue de chirurgie*, 1899, t. II, p. 133-149.

Le Dentu et Delbet, *Traité de chirurgie clinique et opératoire*, t. VIII, Paris, 1899. Article Anus et rectum, par P. Delbet.

1900

J. Buteaud, *Contribution à l'étude clinique des imperforations ano-rectales*. Thèse de Paris, 1900.

G. Alsberg, Zur Anatomie des Missbildungen des Urogenital Apparatus. *Archiv für Kinderk.*, Stuttgard, 1900, t. XXX, p. 1-23, 3 fig.

J.-C. Fosta, *Contribution à l'étude de la pathogénie et du traitement des malformations congénitales de l'anus et du rectum*. Thèse de Lyon, 1900.

A. Verdia, *La Chirurgia del retto e dell' ano*, Naples, 1900, in-8.

1901

M. Bilhaut, Imperforations de l'anus. Atrésies ano-rectales. Quelques aperçus sur leur traitement. *Annales de chirurgie et d'orthopédie*, 1901, t. XIV, p. 65-72.

P. Delbet, Abouchement anormal du rectum à la vulve. Anus périnéal. Incontinence des matières et prolapsus de l'intestin. Fermeture de l'anus périnéal et transplantation de l'anus vulvaire. *XIVe Congrès franç. de chirurg.*, 1901, p. 844-848.

T. Gouriane, *Malformation congénitale de l'anus. Atrésie anale et abouchement du rectum à la vulve*. Thèse de Lausanne, 1901.

1902

A. Broca, *Leçons cliniques de chirurgie infantile*, in-8, Paris, 1902.

P. Ferraresi, Contributo all' intervento chirurgico nei vizii di conformazione dell' ano e del retto. *Riforma medica*, Rome, 1902, t. II, p. 686-692.

A. Gunther, *Ueber Atresia Ani*. Thèse de Bonn, 1902.

1903

Galtier, Abouchement anormal du rectum. Anus vulvaire. *Journal de médecine de Bordeaux*, 1903, t. XXII, p. 405.

1904

E. Estor, *Guide pratique de chirurgie infantile*, in-8, Alcan, 1904, p. 35-36.

Forgue, *Précis de pathologie externe*, 2e édit., Paris, 1904, t. II, p. 549-559.

Kirmisson, Les imperforations et anomalies de l'anus et leur traitement. *Revue internationale de médecine et de chirurgie*, Paris, 1904, t. XV, p. 56-58.

Labadie-Lagrave et Legueu, *Traité médico-chirurgical de gynécologie*, 3e édit., gr. in-8, Paris, 1904.

F. Lejars, *Traité de chirurgie d'urgence*, 4e édit., in-8, Paris, 1904.

G. Marion, *Manuel de technique chirurgicale*, 2e édit., in-8, Paris, 1904. (Art. Périnéorraphie, p. 395-424.)

B. — INDEX ALPHABÉTIQUE DES AUTEURS (1)

(1) A la suite de chaque nom d'auteur, on lit un ou plusieurs numéros. Ces numéros indiquent la date de publication des ouvrages ou articles cités dans la bibliographie chronologique qui précède. En se reportant, dans la dite bibliographie, à l'année ainsi indiquée, on trouvera facilement sur le titre de l'ouvrage ou les périodiques médicaux qui ont publié l'article, tous les détails nécessaires pour se documenter directement aux sources.

Horrocks (W.), 1898.
Jakubowski (E.), 1851.
Kirmisson, 1895, 1896, 1898, 1904.
Kuznezoff (M.-M.), 1893.
Labadie-Lagrave et Legueu, 1904.
Lannelongue, 1884.
Lebrun (de Namur), 1896.
Le Dentu et Delbet, 1899.
Lee (H.), 1874.
Le Fort (Léon), 1868.
Lejars (F.), 1904.
Léotaud, 1889.
Lépine (C.-L.), 1822.
Marion (G.), 1904.
Melchiory (G.), 1875.
Naudin (J.), 1860.
Newman, 1894.
Parker (W.), 1854.
Petit (P.), 1897.
Pincus (B.), 1893.
Pinkney (H.), 1854.
Pollock, 1877.
Purch, 1890.
Rautzoïu, 1893.
Raye, 1882.
Reidel, 1874.
Reichel (P.), 1888.
Retterer (E.), 1890.
Ricard et Bousquet, 1893.
Ricateau (A.), 1881.
Rizzoli (F.), 1864, 1872.
Ronzier-Joly, 1881.
Rovillain (F.), 1882.
Seidler (R.), 1893.
Sérand (P.), 1814.
Springfield (E.), 1889.
Steele, 1898.
Stoltz, 1867.
Tachard (E.), 1883.
Thompson (H.), 1894.
Tourneux, 1898.
Trélat (Voir Dechambre), 1889.
Tuck (H.), 1876.
Van Gorkon, 1897.
Verdia (A.), 1900.
Walek (F.), 1822.
Werner, 1893.
Winternitz, 1883.

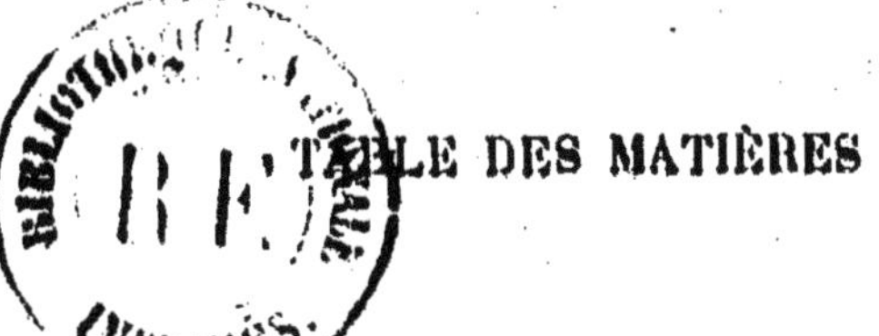

TABLE DES MATIÈRES

7-10-04. — Tours, imp. E. Arrault et Cie.

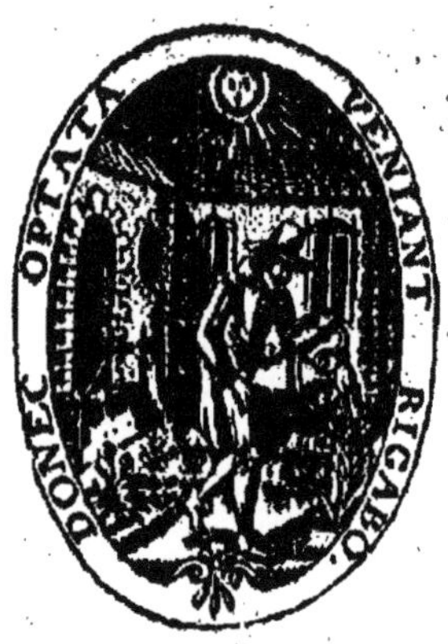

Tours, imp. E. Arrault et Cie

www.ingramcontent.com/pod-product-compliance
Ingram Content Group UK Ltd.
Pitfield, Milton Keynes, MK11 3LW, UK
UKHW021047230726
13926UKWH00004B/1701